チーム医療に活かそう！
緩和ケア評価ツール
STAS 改訂第2版

Support Team Assessment Schedule

―緩和ケアの成果とケアの質を客観的に評価するために―

著

大岩孝司・鈴木喜代子
さくさべ坂通り診療所

診断と治療社

はじめに

がん終末期に限らず死を現実のものと実感したときに，人はそれまでになく生を，生きることを強く意識し，渇望します。

がんと診断されると，病気と向き合いながら，生きていくことを余儀なくされます。治療中も，治療をしていなくても，患者は自身の病状・治療の内容を理解していなければ，生活の予定も人生設計も立てられません。

多くの患者・家族は治療方針や治療計画は医師が立てて，医療者に言われた通りにしていれば問題ないと医療を信頼し，医療者に任せて病気の治療を受けています。ところが，がん終末期では治療の選択は医療的な問題だけではなく，患者自身の価値観に大きくかかわることから，患者が医師から治療の選択を求められる事態が起こります。医療を信頼し医療者の判断に委ねていた患者はそれまでに経験したことのない状況に戸惑います。「どうしたいですか？」と医師から聞かれても，『わからないです』と話される患者は少なくありません。病状理解が不足していると，患者は自分で決めるために必要な情報を整理できません。"知りたいことを医師に聞けない"，"医師から受けた説明の意味がわからない"と大切な場面で，医師とうまく話ができずに困ってしまうようです。

■ 緩和ケアとは

緩和ケアにおける医師・看護師の役割は，大切な時間をその人らしく生き抜くための支援です。患者・家族の"気がかり"に耳を傾け，抱えている問題の解決に向けて，がん治療あるいはがん治療後の意思決定を支援し，様々な苦痛の緩和を図ります。がん治療の終了を告げられた時にも，その人の意思を尊重したケア，家族へのケアを提供するためには，多職種間の調整を含めたチームケアが必要です。緩和ケアチームは患者・家族が最善の選択をできるために，患者・家族の自律を支援します。

緩和ケアは，**全人的ケア**という表現で共通理解されています。その内容は基本的なあり方として"患者と家族に寄り添う"，"患者の意思を尊重する"，"その人らしい生き方を支える"などと表現されています。しかし，実践の場ではどのようなケアが提供されているでしょうか。それぞれの緩和ケアチームがそれぞれのやり方で実践し，それぞれに評価しているのが実情ではないでしょうか。全人的ケアを実践する具体的な手順が明確にされていないからです。具体的な手順の共有がなければ緩和ケアのフレームが定まらず，緩和ケアの質の評価・向上は困難です。この問題を解決しなければ，緩和ケアを医療・ケアとして一定の水準を維持しながら定着，普及することはできません。

■ STASとは

筆者はがんのホームドクターとして診療するなかで，患者・家族から様々な問題を突きつけられてもきました。一つひとつの問題を何とかして解決したい，解決の道筋を見つけたいと，考えてきました。そうしたなかでSTAS（Support Team Assessment Schedule）に出会い，一定の水準を保ちながら緩和ケアを実践する具体的な手順を確立する可能性を強く感じてきました。

われわれは2005年からSTAS-Jを導入していますが，チームの共通言語として定着するとともにその成果は想定を超える形で現れました。まず看護師・医師を含めたケアスタッフのアセスメント力が向上したことがあげられます。さらに，STASという共通言語を用いることでチーム内での患者・家族の状況を共有することに役立ち，認識のズレが少なくなりました。

STASは緩和ケアを実際に提供するツールとして，日本緩和医療学会でも推奨しています。日本語版としてはSTAS-J（STAS日本語版）スコアリングマニュアル[1]があり，項目として「痛みのコントロール」「痛み以外の症状コントロール」「患者の不安」「家族の不安」「患者の病状認識」「家族の病状認識」「患者と家族とのコミュニケーション」「職種間のコミュニケーション」「患者・家族に対する医療スタッフのコミュニケーション」の9項目からなります。

STASの開発者であるHigginsonが提示した原型（以下STAS original版）[2]は全部で16項目あり，STAS-Jはそのうちの上記9項目を採用していて，残りの7項目はSTAS-Jでは活用（翻訳）されていません。7項目の内容は，「計画」「実質的支援」「経済的支援」「時間の浪費」「スピリチュアル」「医療スタッフの不安」「スタッフへの助言・指導」（以上筆者による日本語訳）です。

STAS original版では各項目に番号をつけていませんが，本書ではSTAS-Jで活用（翻訳）されていない7項目についてはSTAS-Jに引き続いてSTAS10〜16と番号をつけ，この部分を独自にSTAS-Oと表現しています。STAS-Oはその内容を確認した時に，筆者らが作成し以前から活用していた在宅緩和ケアの基準とほぼ一致していることに気づきました。

緩和ケアにおけるチームケアをより充実させるために，STAS-Oの活用を加えることは有意義であると高く評価し，2010年からSTAS-Jの9項目とSTAS-Oの7項目を合わせたSTAS original版全体の活用を始めました。したがって本書では，STAS-JだけでなくSTAS-Oを加えた16項目が活用できるように，STAS originalのすべての項目について述べることとしました。

> 本書でのSTAS-Jの日本語訳は「STAS-J（STAS日本語版）スコアリングマニュアル[1]」に従い，STAS-Oの日本語訳は筆者によるものです。STAS-Oについては，付録の英語原文を参照してください。

■ STASを活用するために

① 実際の活用はこれら16の項目をそれぞれ評価して，その結果を数字で表現します。この数字で表現することを**スコアリング**といいますが，筆者はスコアリングおよびその結果の活用に独自の工夫をしています。

工夫の第一は患者・家族にかかわる項目をスコアリングする際の根拠を，ケア側の価値観が影響しないように徹底して患者・家族の話した言葉にしたことです。

これはNBM（Narrative Base Medicine）[3,4]の基盤の確立につながり，STASが他者評価であることの弱点を補います。患者の語りのなかにある主観的な情報を批判せずに聞くことで，患者が体験している患者にとっての事実がわかります。患者が"気分が悪い"と言ったときに"吐き気がある"など患者の言葉を専門用語に置き換えずに記録します。専門用語に置き換えることで，患者の物語ではなくケア提供者の物語になってしまうからです。患者本人が感じることは，ケア提供者が代わって表現する

ことはできません。患者が自身の言葉で表現しない限り誰にもわかりません。その意味で緩和ケアは本質的にNBMなのです。

　2 第二の工夫は，多くの職種の記録方式として広く使われているSOAP（S：Subject, O：Object, A：Assessment, P：Plan）と連動させたことです。まず，SOAPのSデータに着目します。患者本人と話をすることは，緩和ケアの基本の"き"であり，STASを活用するための第一歩です。Sデータは，患者が表現した生の言葉で記録する（逐語記録）ので，患者本人と話をしなければ記録は書けません。次にSデータに関連するOデータを抽出します。緩和ケアではSデータと無関係にケア側が客観的な評価（Oデータ）をしても，患者が体験している患者にとっての事実を知ることはできません。

　3 第三の工夫は，身体的および精神的な問題をOデータからアセスメントするだけではなく，STASのそれぞれの項目の関連性に注目して，アセスメントすることです。

　スコアの高い項目はケアが不足しているという評価で，何らかの対応が必要です。しかしスコアの高い項目ごとに対応するのではなく，相互の項目の因果関係に注目して，原因となっている項目のスコアを下げるケアを提供します。その判断が適切であれば全体のスコアが下がります。

　それぞれの項目の関係性から患者・家族の状況をアセスメントすると，患者の全体像（"丸ごとみる"／トータルペイン）を捉えることができます。STASはトータルペインを受け止め，全人的ケアを実践する具体的な道筋を明確にするツールとして，とても優れていることがわかります。

　著者のチームは，2005年にSTAS-J[1)]を導入し独自の工夫を積み重ね，患者のあらゆる問題を"丸ごとみる"という考え方で緩和ケアを実践しています。

■ 本書の構成と使い方

　本書は，実践に役立つことを目指しているのでSTAS（STAS-J, STAS-O）の活用を現場での実践に即した形で記述しています。スコアリングまでのプロセスを大切にするために，患者・家族の話を引き出すためのコミュニケーション（会話）やカウンセリングの実際を具体的な会話の形で記述しています。

　今回の改訂にあたって，課題に則した会話録をさらに付け加え，コミュニケーションの実践的なテキストとしての活用ができることを目指しました。

　また，STASを活用している看護師から患者さんとのコミュニケーションが変わったという話が多く聞かれましたので，今回の改訂では看護師の体験談（p.72）として追加しています。

　そしてSTASについて基本的な理解をしてもらうために，概説（1章）およびSTAS-J（2章），STAS-O（3章）の順に述べ，次にSTASの実際の活用のしかた（4章）を解説しました。5章・6章では，症例を通して，患者とのコミュニケーション，STASのスコアリングの実際を理解してもらえるような構成にしました。

　使い方としては，本書を順序通り読み進めていただかなくてもよいです。たとえば5章の症例から読んでSTASのスコアリングの実際を体験したのち，なぜ緩和ケアにSTASが有効かという理論について1～3章を読んでいただいても，十分にご理解いただけると思います。

　さらに，7章でSTASのクリニカル・オーディットとしての役割の実際について，8章でSTASを導入

し実践に活かすためのポイントについて述べています。

　本書を読むにあたって，すでにSTASを活用されて基本的な理解をされているのであれば，5章・6章の症例を通してのスコアリングの実際から読みはじめてもかまいません。

　STASについての理解を深めるなかで，あらためて緩和ケアの概念の再整理を行い，深化していただくことも本書の大きな目的です。

■ 最後に

　用いる用語についての確認をしておきます。緩和ケアは，ホスピスケア，ホスピス・緩和ケア，緩和医療など様々な表現がありますが，本書ではケアという言葉は「求めに応じてその人にかかわること」という意味に捉えて医療をも包含していると位置づけ，医療の側面を強調したい場合を除いて"緩和ケア"に統一をしました。

　なお本書の書籍化にあたり，STAS-Jについては日本ホスピス・緩和ケア研究振興財団に，STASについてはI. J. Higginson教授に了解をいただいています。

　では，STAS（STAS-J，STAS-O）が緩和ケアにおける共通の言語として広がることに少しでも貢献できることを願って，本書の扉を開けることにいたします。

2018年5月　　大岩孝司，鈴木喜代子

文　献
1) STASワーキング・グループ・編：STAS-J（STAS日本語版）スコアリングマニュアル　第3版. 日本ホスピス・緩和ケア研究財団，2007〔http://plaza.umin.ac.jp/stas/〕（2016年1月閲覧）
2) SUPPORT TEAM ASSESSMENT SCHEDULE DEFINITIONS AND RATINGS.〔http://www.kcl.ac.uk/lsm/research/divisions/cicelysaunders/attachments/Tools-STAS-Support-Team-Assessment-Schedule.pdf〕（2016年1月閲覧）
3) Trisha Greenhalgh：Narrative based medicine in an evidence based world. BMJ 318：323-325, 1999〔http://www.bmj.com/content/318/7179/323.1〕（2018年3月閲覧）
4) 齋藤清二：医療におけるナラティブとエビデンス 対立から調和へ. 遠見書房，2012

Contents

チーム医療に活かそう！
緩和ケア評価ツールSTAS 改訂第2版
―緩和ケアの成果とケアの質を客観的に評価するために―

はじめに ……………………………………………………………………………………………… ii

1章　STAS についての概説 …………………………………………………………………… 1

1 トータルペインと全人的ケア――患者と総合的に向き合うということ ……………………… 2

2 患者の主観に近づくということ ……………………………………………………………… 4
1）緩和ケアと一般医療　4
2）緩和ケアにおける家族の存在　4
3）終末期ケアにはスピードが求められる――残された時間と身体状況の変化　5
4）WHO の緩和ケアの定義　5

3 トータルペインとSTAS ……………………………………………………………………… 6

4 他者評価ということ――STASの特徴 …………………………………………………… 7
1）評価ツールを使う時の注意点　7

5 STAS-Jは，患者と家族の状況を評価する9項目で構成されている ……………………… 8
1）スコアリングの考え方　10
2）9つの評価内容　10

6 STAS original は，環境要因を含む16項目で構成されている ………………………… 11

7 クリニカル・オーディットとしての役割をもつ ………………………………………… 11

2章　STAS-J とそのスコアリング …………………………………………………………… 15

1 **STAS1** 痛みが患者に及ぼす影響 ……………………………………………………… 16
1）"痛み"が患者の日常生活に与えている影響を評価する　16
2）全身状態の低下によって，変化している ADL は区別して考える　16
3）"痛み"の緩和における患者の意向を確認する　17
4）家族との関係性の中での"気がかり"に着目する　18
5）"痛み"が患者の心理状態に与えている影響（不安や疑念等）を評価する　18

2 **STAS2** 痛み以外の症状が患者に及ぼす影響 ……………………………………… 20
1）患者は何が辛いと言っているのか，に耳を傾ける　20
2）治療を必要としている症状かどうかは，患者の辛さの視点で評価する　21

3 **STAS3** 患者の不安が及ぼす影響 …………………………………………………… 22
1）患者は話をすることで，自身の不安の対象に気づく　22
2）"漠然とした不安"が"具体的な心配事"に変化するまで，話を聞く　22
3）患者の表現した言葉から評価する　23
4）医療者の対応は患者の不安に大きく影響する　24

4 `STAS4` **家族の不安** ·· 24

 1）一番，傍にいる家族を評価する　24
 2）話すことで，家族も自身の不安の対象に気づく　24
 3）"痛そうで…，苦しそうで…"は，見ている家族の不安の表現，かもしれない　25

5 `STAS5` **患者の病状認識** ·· 26

 1）スコア＜0＞を目指すのではなく，どのように考えているのかを理解する　26
 2）予後に対する認識が現実的かどうかを評価する　27
 3）医師の説明内容ではなく，患者がどのように理解しているかで評価する　27
 4）スコアリングのために患者に質問はしない　28

6 `STAS6` **家族の病状認識** ·· 28

 1）予後予測を医師から伝えられていても，病状認識があるとはいえない　28
 2）家族の話から家族の理解がわかる　29
 3）家族の行動決定の根拠を知ることで，家族の認識が理解できる　30
 4）家族は"生きていてほしい"と願っている，だから病状を認識したくない　31
 5）家族は行動を変えることで，"死が近い"と患者に伝えてしまうことを恐れている　31

7 `STAS7` **患者と家族とのコミュニケーション** ·· 32

 1）今後の生活について，患者と家族で率直な相談がされているかを評価する　32
 2）患者と家族が互いの気がかりについて，どれだけ共有しているかを評価する　32
 3）予後予測の伝え方によって，患者と家族は率直な話ができなくなる　34

8 `STAS8` **職種間のコミュニケーション** ·· 34

 1）主要スタッフは，主治医と中心となる看護師　34
 2）関係スタッフは，ある程度定期的に患者と関わっている職種　35
 3）在宅緩和ケアにおいてはケアマネジャーの存在が大きい　36

9 `STAS9` **患者・家族に対する医療スタッフのコミュニケーション** ············ 37

 1）患者・家族と最初に関わる時のスコアリングが重要　38
 2）個々の患者・家族によって求めている情報は異なる　38
 3）ケア提供者のペースではなく患者・家族の求めに応じる　39

3章　STAS-O とそのスコアリング　41

1 `STAS10` **計画** ·· 42

2 `STAS11` **実質的支援** ·· 44

3 `STAS12` **経済的支援** ·· 45

4 `STAS13` **時間の浪費** ·· 46

 ＊マイケアプラン　47

5 `STAS14` **スピリチュアル** ·· 47

 1）スピリチュアルケアと自律支援　50
 2）スピリチュアルと患者中心のケア（patient centered care）　50

6 `STAS15` **医療スタッフの不安** ·· 51

7 `STAS16` **スタッフへの助言・指導** ·· 52

4章　STAS の実践と活用　　55

① スコアリング（ケアの評価）の根拠を明確にする　　56
1) STAS1（痛みのコントロール）をスコア＜１＞としたときのコメント例　　56
2) STAS2（痛み以外の症状）をスコア＜２＞としたときのコメント例　　57
3) STAS3（患者の不安）をスコア＜３＞としたときのコメント例　　57
4) STAS4（家族の不安）をスコア＜４＞としたときのコメント例　　57
5) STAS5（患者の病状認識）をスコア＜３＞としたときのコメント例　　57

② スコアリングの根拠は，患者が語った言葉（ナラティブ）に基づく　　58
1) 患者の言葉をそのまま記録するために　　59
2) スコア＜７＞としたときのコメント例　　60
3) スコア＜８＞としたときのコメント例　　60
4) スコア＜９＞としたときのコメント例　　60

③ 生活に支障をきたしているかどうかの視点でスコアリングする　　60

④ 記録はSOAP形式を採用し，STASと連動させる　　61
1) 患者が語った言葉（ナラティブ）からＳデータを整理する　第１段階　　63
2) Ｓデータを裏づけるＯデータを確認する　第２段階　　64
3) スコアの高い項目に注目して，アセスメント（A）する　第３段階　　66
4) 患者の意向に沿って方針（P）を立てる　第４段階　　67
5) 提供したケアの結果を評価する　第５段階　　69

⑤ スコアリングは，チームミーティングでの話し合いをもとに行う　　70
＊ STAS に出会って変わったこと　　72

5章　症例でみるスコアリングの実際　　75

① 　Ｓデータ　 患者の語った言葉（ナラティブ）からＳデータを整理する　第1段階　　78
1) 緊急往診の現場で実践したことから考える　　78
2) 患者の " 心の叫び " に応える　　78
3) コメントの記載によってケアの質は高くなる　　79

② 　Ｏデータ　 Ｓデータを裏づけるＯデータを確認する　第2段階　　80
1) 専門的な視点による診察所見──専門職の視点で客観的な事実を記録する　　80
2) 家族の話を大切なＯデータとして記録する　　81

③ 　アセスメント　 スコアの高い項目に注目して，アセスメント（A）する　第3段階　　81
1) スコアの高い項目の因果関係からアセスメント　　81
2) 身体的な問題（痛み）をＯデータからアセスメント　　82
3) 患者の全体像を丸ごと捉えて言語化　　82

④ 　プラン　 患者の意向に沿って方針（P）を立てる　第4段階　　82
1) 患者の体験をありのままに理解する　　82
2) アセスメントに基づき潜在している問題を解決する　　83
3) 患者と相談してプランを立てる　　84

⑤ 　結果の評価　 提供したケアの結果を評価する　第5段階　　85
1) 患者自身の評価を大切にする　　85
2) 生活の視点で評価する　　85
3) 痛みは何によって緩和したのかは患者が教えてくれる　　85

6章　スコアリング集—4つの症例から—　87

症例1　身動きができず3日間，水も飲めずにいた患者Bさん　88

①　Sデータ　Bさんの語った言葉（ナラティブ）からSデータを整理する　第1段階　90

②　Oデータ　BさんのSデータを裏づけるOデータを確認する　第2段階　91

　1）専門的な視点による診察所見——専門職の視点で客観的な事実を記録する　91
　2）家族の話を大切なOデータとして記録する　91

③　アセスメント　Bさんのスコアの高い項目に注目して，アセスメント（A）する　第3段階　91

　1）スコアの高い項目の因果関係からアセスメント　91
　2）身体的な問題をOデータからアセスメント　92
　3）患者の全体像を丸ごと捉えて言語化　92

④　プラン　Bさんのプラン：患者の意向に沿って方針（P）を立てる　第4段階　92

⑤　結果の評価　Bさんに提供したケアの結果を評価する　第5段階　93

症例2　残された時間が短い状況で退院した一人暮らしの患者Cさん　94

①　Sデータ　Cさんの語った言葉（ナラティブ）からSデータを整理する　第1段階　96

②　Oデータ　CさんのSデータを裏づけるOデータを確認する　第2段階　97

　1）専門的な視点による診察所見——専門職の視点で客観的な事実を記録する　97
　2）家族の話を大切なOデータとして記録する　97

③　アセスメント　Cさんのスコアの高い項目に注目して，アセスメント（A）する　第3段階　97

　1）スコアの高い項目の因果関係からアセスメント　97
　2）身体的な問題をOデータからアセスメント　98
　3）患者の全体像を丸ごと捉えて言語化　98

④　プラン　Cさんのプラン：患者の意向に沿って方針（P）を立てる　第4段階　98

⑤　結果の評価　Cさんに提供したケアの結果を評価する　第5段階　99

症例3　高齢者施設で暮らす患者Dさん　100

①　Sデータ　Dさんの語った言葉（ナラティブ）からSデータを整理する　第1段階　101

②　Oデータ　DさんのSデータを裏づけるOデータを確認する　第2段階　102

　1）専門的な視点による診察所見——専門職の視点で客観的な事実を記録する　102
　2）家族の話を大切なOデータとして記録する　102

③　アセスメント　Dさんのスコアの高い項目に注目して，アセスメント（A）する　第3段階　102

　1）スコアの高い項目の因果関係からアセスメント　102
　2）身体的な問題をOデータからアセスメント　102
　3）患者の全体像を丸ごと捉えて言語化　103

④　プラン　Dさんのプラン：患者の意向に沿って方針（P）を立てる　第4段階　103

⑤　結果の評価　Dさんに提供したケアの結果を評価する　第5段階　104

症例4 痛みのスコアリングができない患者Eさん　　105

1 　**Sデータ**　Eさんの語った言葉（ナラティブ）からSデータを整理する　第1段階 ……………… 107

2 　**Oデータ**　EさんのSデータを裏づけるOデータを確認する　第2段階 ……………… 108
　　1）　専門的な視点による診察所見──専門職の視点で客観的な事実を記録する　108
　　2）　家族の話を大切なOデータとして記録する　108

3 　**アセスメント**　Eさんのスコアの高い項目に注目して，アセスメント（A）する　第3段階 ……… 108
　　1）　スコアの高い項目の因果関係からアセスメント　108
　　2）　身体的な問題をOデータからアセスメント　109
　　3）　患者の全体像を丸ごと捉えて言語化　109

4 　**プラン**　Eさんのプラン：患者の意向に沿って方針（P）を立てる　第4段階 ……………… 109

5 　**結果の評価**　Eさんに提供したケアの結果を評価する　第5段階 ……………………………… 110

7章　緩和ケアチームにおけるSTASの活用　　111

Q1 クリニカル・オーディットは，STASの大事な役割とのことですが，
　　具体的にはどのように行うのでしょうか。 ……………………………………………………… 112

Q2 チーム全体のケアの質の評価は，STASをどのように活用していますか？ ……………… 113

Q3 STAS1とSTAS2のスコアが＜1＞以下ということは
　　薬を増量していないということですか？ …………………………………………………………… 114

Q4 死亡前日にスコアリングができるということは，
　　コミュニケーションがとれているということですか？ …………………………………………… 115

Q5 緩和ケアの質を評価するために，STASの他に何か方法はありますか？ ………………… 116

8章　明日からの実践に生かすために　　117

1 スコアリングを習慣づけることから始めましょう ……………………………………………… 118

2 症状コントロールは“薬物治療だけではない”と思うこと ……………………………………… 118

3 患者を“主語”にしたミーティングを心がけましょう ………………………………………… 119

4 自律支援を基本に考えましょう …………………………………………………………………… 119

5 多職種連携ではSTAS-Oを意識しましょう …………………………………………………… 120

6 スコアリングができない時は，スコア＜7＞でよいのです ……………………………………… 120

文　献 ……………………………………………………………… 122
付　録 ……………………………………………………………… 124
おわりに …………………………………………………………… 127
索　引 ……………………………………………………………… 130

本文内の斜字の部分は，STAS-Jからの引用を示す

著者略歴

大岩　孝司（おおいわ たかし）

●略歴
1972年3月　千葉大学医学部卒業
1972年4月　千葉大学医学部肺癌研究施設外科部門
　　　　　　以後，呼吸器外科医としておもに肺癌の診療に従事
2001年9月　医療法人社団修生会さくさべ坂通り診療所開設
　　　　　　現在に至る．

●著書
1)「がんの最後は痛くない」　　　　　　　　　文藝春秋社　　2010年
2)「もしもあなたががんになったら」　　　　　　晩聲社　　　2011年
3)「その鎮静，ほんとうに必要ですか」共著　中外医学社　　2014年

鈴木喜代子（すずき きよこ）

●略歴
1979年3月　国立千葉病院付属看護学校卒業
1979年4月　国立千葉病院勤務
2001年9月　医療法人社団修生会さくさべ坂通り診療所勤務
　　　　　　現在に至る．

●著書
1)「新看護学8　基礎看護3」分担執筆　　　　医学書院　　2013年
2)「その鎮静，ほんとうに必要ですか」共著　中外医学社　2014年

1章
STASについての概説

なぜ緩和ケアに関心をもたれたのでしょうか。

ひとと関わることを大切にされているからではないでしょうか。

トータルペインの意味をどのように捉えたらよいのでしょうか。

全人的ケアとは何をすることなのでしょうか。

STASを使いこなすことで，全人的ケアの実践がみえてきます。

患者・家族が表現した言葉を基にしてスコアリングしますので，

患者・家族とケアスタッフが一緒に考えて問題を解決していく実感がもてます。

共通言語を使うことで，スタッフ間の事実の共有，チームケアに適しているといえるでしょう。またチームの緩和ケアの質の高さを客観的に評価することができます。

本章では，なぜSTASが緩和ケアに適しているのか説明します。

まずは，扉を開けてみてください。

STAS（Support Team Assessment Schedule）というツールの考え方を整理するために，STAS-Jの小冊子（STAS-J（STAS日本語版）スコアリングマニュアル第3版　編集：STASワーキング・グループ，発行：日本ホスピス・緩和ケア研究振興財団　2007）[1]の「はじめに」より，STAS-Jの基本的な考え方を引用します。

> "ホスピス・緩和ケアにおけるケアの質を測定するためには，…広く多面的な要素から成る評価尺度が必要とされます。さらに，評価の対象となる患者さんは，**全身状態の悪い患者さんも含まれ，そのような患者さんにも適応可能な評価尺度が必要です**。…評価は医師，看護師など医療専門職による「他者評価」という方法をとります。したがって，STASは医療専門職が自らのケアを評価し，改善していくために適切な「評価法」といえます。この評価法を十分使いこなすことによって，ホスピス・緩和ケアの成果とケアの質の高さを客観的に明らかにすることができます。それがホスピス・緩和ケアに患者，家族の信頼を得ることにつながると考えます。"

STASの開発者であるIrene J Higginsonは，STAS-Jスコアリングマニュアルの序文のなかで，"STASをうまく使いこなすことができるかどうかは，医療者が患者さんとご家族のニードを的確にアセスメントできるかどうかにかかっています"と述べていることを，頭の中にしっかり入れておきましょう。

STASの最大の特長は，先に引用した「全身状態の悪い患者さんも含まれ，そのような患者さんにも適応可能な評価尺度が必要です」に対して見事に応えているということです。

本題のSTASの概説に入る前に，緩和ケアについて少しふれます。

緩和ケアにおける大切な理念は，"トータルペイン"と"全人的ケア"です。よく使われる言葉ですので，皆さん聞いたことがあると思います。

① トータルペインと全人的ケア──患者と総合的に向き合うということ

緩和ケアにおいてトータルペインという表現は，全人的ケアとともに大切な言葉です。がん患者の辛さは身体的，心理的・精神的，社会的，スピリチュアルな側面から構成されるトータルペインであると理解し，包括的にケアをすることが"全人的ケア"とされています。その人の人格や家族関係，社会的な立場を含めた理解に基づきケアすることであり，その人が抱えている問題について構成要素の一つひとつに別々に対応するのではありません。

すなわち，トータルペインは，身体面，心理・精神面，社会面，スピリチュアル面の4つの側面が，それぞれに別に存在するのではなく相互に影響し合うことで生じる苦痛です（図1-1）[2],[3],[4]。

同時的に起こっている複数の現象を一人の人間が抱えています。たとえば，身体の痛みと痛みの原因が転移によるものなのかという不安，体力低下と同時期に生じやすい社会および家庭での役割の喪失があります。

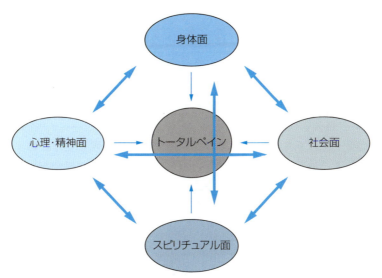

図1-1 トータルペインの相互関連
トータルペインは精神・心理，身体，社会，スピリチュアルの様々な側面がそれぞれ相互に関連している。
(Twycross RG, Wilcock A, Toller CS（武田文和・訳）：トワイクロス先生のがん患者の症状マネジメント．第2版，医学書院，2010より改変)

　このような同時的に起こる複数の現象はどちらかが原因あるいは結果の場合もありますが，互いに影響し合い原因と結果が切り分けられないこともあります。
　複数の問題は密接に絡み合い影響し合っていると認識して，総合的にその人と向き合うことが全人的ケアです。

痛みの感覚
　痛みは，痛いという感覚と，痛いことによって生じる不快な感情あるいは痛みを恐れ避けたいという感情からなっています[5),6)]。特に後者は痛みに関わる情動といわれ，がんの痛みの感じ方において大きな影響があります。身体の痛みのほかに，痛みの原因が転移によるものなのか，この痛みがこれからどれだけ強くなっていくのか，という不安が代表的なものです。
　こうした不安を抱えていると痛み止めの工夫だけでは痛みがとれないことがしばしばあります。そうした場合には**患者の不安を具体的な形で受け止め解決することが必要**です。

体力低下と役割の喪失による意欲の低下
　体力低下と役割の喪失による意欲の低下も，がんの終末期においては切実です。がん終末期の患者は，外出など今までできていたことが大変になると死が近づいてきたことを実感しますので，適切なケアがなされないと精神的な辛さが募って，いろいろなことに対して関心をもてないとか，やる気が起こらないなどの結果を招きます。こうした意欲の低下はさらに体力の低下をきたすなどの悪循環に陥り，どちらが原因なのか結果な

のかわからなくなります。

そのような患者と向き合うにはどのような心がまえや知識が必要とされるか，STASを活用することで学びとることができると思います。

② 患者の主観に近づくということ

全人的ケアを行うためには，その人が抱えている問題を受け止め，それぞれの問題相互の関わりを認識しなければなりませんが，筆者を含めて緩和ケアに関わる医師・看護師のほとんどがそのような教育を受けてはいません。医学教育は高度に進歩した膨大な医学の知見をなぞることに精一杯で，ヒトの"存在"を考える余地が少なくなっています。

がん終末期の患者とどのような会話をするか，緩和ケアの現場で悩みを抱えているケアスタッフは少なくないでしょう。STASは患者の話に基づいてスコアリングしますので，患者の思いを引き出すコミュニケーションの方法を実践で活用できるように説明していきます。

1) 緩和ケアと一般医療

緩和ケア以外の医療（以下，一般医療）は疾患の存在を確認（診断）し，疾患の治療にエネルギーの多くを注いで，治癒を目指します。一方，がん終末期の患者については疾患の治癒が望めないのですから，"病気（苦痛・苦悩）を抱えている人"に対する医療であり，"ケアの提供"であるという視点をもたなければいけません。

緩和ケアの対象は"病気を抱えている人"であり，苦痛・苦悩がケアによって緩和されたかどうかはケアスタッフではなく，患者自身が感じ，評価することです。**苦痛・苦悩という抽象的で実態のないものに対するケアの評価は他者である医療者の主観だけではできない**ということを肝に銘じ，患者の主観にいかに近づくかを考える必要があります。

2) 緩和ケアにおける家族の存在

疾患の治療ではなく"病気を抱えている人"に対する医療の視点で次に考えるのは，"病気を抱えている人"にとって一番大きな影響を与える"家族の存在"です。病院での緩和ケアと在宅緩和ケアでは家族の関わり方に違いはありますが，がん終末期の患者の心情が家族のあり方に大きく影響されるのは同じです。

一般医療における診療は，患者が診察室を訪れることから始まります。病院における緩和ケアの診療は，一般医療と同様に始まりますが，在宅緩和ケアをスタートする際には家族の存在がとても大きくなります。患者が在宅療養の継続を希望されていても家族に反対されていては，自宅で患者の診療をすることはできません。ですから筆者は，在宅緩和ケアを始めるにあたって，患者を診察する前に家族の話を聞くようにしています。

がん終末期患者の家族の多くは「何を話してよいか，わからない」「余命1か月と言われているけど本人は知らない」「泣かないようにしているけど，笑っているのも変だし」

と，精神的に追い詰められた状態にいます。このような家族の抱えている問題を解決しなければ，がん終末期の療養が安定したものにはなりません。ましてや，在宅療養を継続したいという患者の願いを叶えることはできません。

　WHOの緩和ケアの定義に"患者とその家族に対して"とあるように，患者だけではなく家族もケアの対象であり，患者と家族の関係性も含めケアの対象として一体と考えることが必要です。

WHOの緩和ケアの定義
　"緩和ケアとは，生命を脅かす疾患による問題に直面している患者とその家族に対して，痛みやその他の身体的問題，心理社会的問題，スピリチュアルな問題を早期に発見し，的確なアセスメントと対処（治療・処置）を行うことによって，苦しみを予防し，和らげることで，クオリティ・オブ・ライフを改善するアプローチである[7]。"

Palliative care is an approach that improves the quality of life of patients and their families facing the problem associated with life-threatening illness, through the prevention and relief of suffering by means of early identification and impeccable assessment and treatment of pain and other problem, physical, psychosocial and spiritual[8].

3）終末期ケアにはスピードが求められる——残された時間と身体状況の変化

　がん終末期における全人的ケアの実践が難しい理由の一つは，残された時間が短く患者の身体状況の変化が速いことです。試行錯誤している時間がなく，その場での問題解決が求められます。緩和ケアにおけるチームケアでは，情報共有のためのミーティング，ケア計画立案からケア提供までに時間がかかると，その間，患者の身体状況が変化することでプランが実践に適さないものになってしまうことを常に認識する必要があります。たとえば呼吸困難が少し強くなった患者に対して，翌日の処方を予定していると，その日の夜に呼吸困難が強くなってパニックを起こしてしまうことがあります。1日の対応の遅れで患者に辛い経験をさせてしまいます。

　介護の問題に関しても同じようなことが起こります。浴室の手すりが必要と準備しているうちに，浴室まで歩けない状況になってしまうことがあります。外出を計画してもその週末に天候が悪ければ，翌週には外出できる状況ではなくなってしまいます。

　がん終末期の患者が希望するケアを，希望された時に提供するにはどうしたらよいのでしょうか。

4）WHOの緩和ケアの定義

　WHOの緩和ケアの定義は緩和ケアの世界標準になっている考え方ですので，再確認をしておきましょう。

　この定義の文言のまま患者と向き合っても実際の行動に結びつくイメージが得られにくいのではないでしょうか。筆者は図1-2の右段のように言葉を置き換えて使うことで，

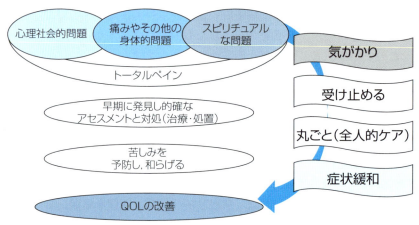

図1-2　緩和ケアとは

ケアの現場の定義に結びつきやすくなると考えています。

　この定義のなかで，"心理社会的問題，痛みやその他の身体的問題，スピリチュアルな(霊的な，魂の)問題"は"気がかり"であり，"早期に発見し的確なアセスメントと対処(治療・処置)を行うこと"は「受け止めて評価をする」といいかえることができます。つまり緩和ケアとは，「その人の"気がかり"を丸ごと受け止めて評価することをもとにして，その人を丸ごと(全人的に)ケアする」ということになります。

　"心理社会的問題，身体的問題，スピリチュアルな(霊的な，魂の)問題"を要因ごとに個別に受け止めるということではなく，丸ごとつまり"トータルペイン"としてしっかり受け止めるということです。その人の気がかりをすべて受け止めるのですから，ケアも多岐にわたります。すなわち患者ごとに，その人のためのケアを提供して症状の緩和を図る，といいかえることができます。

3　トータルペインとSTAS

　丸ごとというときに患者・家族の話すことを何でもかんでもただ聞いていたのでは，何が問題になっているのか整理できません。すべての話の内容を整理して，その重要性を評価しながら聞かなければ次のケアに結びつけられません。トータルペインとして，丸ごとの気がかりを受け止めることと，要因ごとの問題を解決するためには**一定の約束事，ルールが必要**です。それがあれば，一貫した整理・評価ができ，チームの中で情報を共有しやすくなるのではないでしょうか。

　STASは患者その人の評価だけでなく，家族，さらにはケアチームの状況の評価をも行うように設計されており，**患者に関わるすべての状況を包括して評価するようになって**います。

　患者・家族の話を受け止め，整理した評価はスコア，すなわち数字で表すので，問題となる項目の重要性も一目でわかるようにできています。STASはこれまで述べてきた

心理社会的問題，身体的問題，スピリチュアルな問題，すなわち**トータルペインを要因ごとに評価**できるようになっているので，自然にその人の気がかりを丸ごと受け止めることができるようになります。

STAS-Jスコアリングマニュアルに以下の記述があります。

「*STAS-Jは，各項目ごとに評価するように作成されたものです。全項目の得点を合計することは推奨していません。…提供している緩和ケアが…基本的なことを見落としていないかどうか，その基本的なことをどれくらい達成できているのか，をチェックするための道具と考えてください*」

ここで大事なことは，トータルペインとは，これらがそれぞれ独立した要因として足し算して合計されるわけではなく，互いに影響し合った結果であると理解することです。このことをしっかり認識しないと全人的ケアといっても実効性のないうわべだけの話になってしまいます。

4 他者評価ということ——**STAS**の特徴

STASは，がん患者と関わるあらゆる職種が活用できるツールです。治らないことがわかっているがん患者のケアには医師・看護師・歯科医師・薬剤師・臨床心理士・理学療法士・栄養士・ソーシャルワーカー・ケアマネジャー・ヘルパー等の多職種が関わります。そのため医療者だけでなく，介護・福祉関係の職種も共通に使えるツールが必要になってきます。

病院での抗がん剤治療中や緩和ケア病棟入院中から引き続き，終末期に在宅緩和ケアを受ける患者に活用できるため，様々な治療の場においてあらゆる職種が共通に使えるツールとして有効です。

STAS-Jスコアリングマニュアルで述べているように，専門職による"他者評価"という方法であることが特徴です。他者評価の利点と欠点を**表1-1**にあげます。

1）評価ツールを使う時の注意点

STAS-Jスコアリングマニュアルの"はじめに"の中で「*この評価法を十分使いこなすことによって…*」という記述があります。STASに限らずどのツールも実践の中で活用できなければ意味がありません。

たとえば，POS（Palliative care Outcome Scale）[9] SEIQoL[10),11] などの評価ツール，NRS（Numerical Rating Scale），VAS（Visual Analogue Scale）[12] などの評価スケールは患者自身

表1-1 "他者評価"であることの利点と欠点

○利点	① "医療専門職が自らのケアを評価し，改善していくために適切な「評価法」である ② 身体的にも精神的にも辛い状況の患者に，負担をかけない
▲欠点	① スタッフの感覚的な捉え方によって，患者の意向が反映されない危険を伴う ② 評価の根拠が定量化できないので，スタッフの価値観がスコアに影響を与える

8　1章　STASについての概説

表1-2　STASとPOS（Palliative care Outcome Scale）の比較

	評価者	評価法	スコアリング根拠
STAS	スタッフ	患者の自由な語り	患者の言葉
POS	患者	質問紙への記入	質問の答え

が行う評価（PRO：Patient Reported Outcome）です。しかし，ケアの方針がその患者自身の評価に基づいていたとしても，方針自体はケア提供者の認識に基づいて立てるわけです。そのため，患者自身の評価とはいっても，結局ケア提供者の価値観がケア方針に反映されることを，自覚する必要があります。使い方を間違えてしまうとケア提供者の価値観が前面に出たケア方針になってしまい，患者の意向とは異なる方向になりかねません（表1-2）。

　PROの長所を生かすためには何が必要か，またSTASの他者評価の短所を補うためにはどうしたらよいかをしっかりと認識することが大切です。どの方法をとるとしても，患者・家族の意図を正しく受け止めるためにはケア側の思い込みを排除する必要があるということは同じです。

STASを活用するうえで留意しなければいけないこと

　当診療所では，STASを活用するうえでの問題点（表1-1であげた欠点），①スタッフの感覚的な捉え方によって，"患者の意向が反映されない危険を伴う"，②評価の根拠が定量化できないので，"スタッフの価値観がスコアに影響を与える"に対する解決策として，①に対してはスコアリングの根拠を言語化すること，②に対しては根拠は患者・家族の言葉（ナラティブ）に基づくこと，としました。

　たとえPROであっても，その結果を機械的に処理し対応していたのでは患者の思いと離れる結果になってしまいます。PROだから患者の思いと同じだということではありません。PROのような患者自身の評価でも，STASのような他者評価でも，患者・家族の言葉（ナラティブ），言い換えると"患者・家族の求めに応じたコミュニケーション"が基本であり重要であることは変わりません。

　このように考えると重要なことはコミュニケーションのスキルです。適切なコミュニケーションをとることでSTASのスコアリングの根拠を明確にできれば，ケアにおいてはむしろ他者評価のほうが合理的ということもできます。

　"他者評価"という言葉は，STASという言葉そのものが示しているように，チームによる評価（Support Team Assessment）を意味しています。HigginsonはSTASをうまく使いこなせるかどうかは，"患者さんとご家族のニードを的確にアセスメントできるかどうかにかかっています"と述べています。

5　STAS-Jは，患者と家族の状況を評価する9項目で構成されている

　STAS-Jの各項目およびスコアリングの基準については，STAS-Jスコアリングマニュ

表1-3　STAS-Jの項目と評価内容

STAS-Jの項目	評価内容	筆者注
STAS1	痛みのコントロール	身体症状
STAS2	痛み以外の症状コントロール	身体症状
STAS3	患者の不安	不安
STAS4	家族の不安	不安
STAS5	患者の病状認識	病状認識
STAS6	家族の病状認識	病状認識
STAS7	患者と家族とのコミュニケーション	コミュニケーション
STAS8	職種間のコミュニケーション	コミュニケーション
STAS9	患者・家族に対する医療スタッフのコミュニケーション	コミュニケーション

（STASワーキング・グループ編集：STAS-J（STAS日本語版）スコアリングマニュアル 第3版．日本ホスピス・緩和ケア研究振興財団，2007より抜粋して作成）

表1-4　スコアリングの基準

スコア	スコアリングの基準
0	問題なし
1	問題はあるが，日常生活に影響はなくケアを必要としていない
2	日常生活に支障を来し，ケアを必要とする問題がある
3	日常生活に著しく支障を来している問題があり，早急な対応が必要
4	対応困難な状態；ケアチームの変更が必要
7	入院直後や家族はいるが面会に来ないなど，情報が少ないため評価ができない場合（入院直後や家族はいるが面会に来ないなど）
8	家族がいないため，家族に関する項目を評価できない場合
9	認知機能の低下や深い鎮静により評価できない場合

（注：各STASのスコアリング詳細は2章を参照。なお上記7〜9はSTASワーキング・グループ編集：STAS-J（STAS日本語版）スコアリングマニュアル 第3版．日本ホスピス・緩和ケア研究振興財団，2007より抜粋して作成）

アルを引用しました（表1-3）。STAS-Jは1〜9までの9個の項目からなり，それぞれ0〜4の5段階でスコアリングします。表1-4はSTAS1〜16のスコアリングに共通する考え方を，スコアリングの基準としてまとめたものです。2章でSTAS1〜9，3章でSTAS10〜16について，よりスコアリングがしやすい説明を表にまとめています。

　具体的にスコアの説明をしていきましょう。
　スコアは＜0＞が最も問題が小さく，＜4＞が最も問題が大きいことを意味します。
　患者さんの状態や状況によっては評価不可能な項目があります。その場合，欠損とし，

次の数字のいずれかを書き込んでください。＜7＞＜8＞＜9＞はスコアリングの根拠となる事実がない場合です。なおスコア＜5＞＜6＞はありません。情報が少ないために評価できない場合は＜7＞，家族がいないために，家族に関する項目を評価できない場合は＜8＞，認知機能の低下や深い鎮静により評価ができない場合は＜9＞となります。

STASはスコアリングすることだけが目的ではないので，スコアリングの根拠がはっきりしない場合にはスコアを＜7＞〜＜9＞とすることに躊躇はいりません。スコアを＜7＞にすることによって，評価ができていないという問題意識をもつことの方が実際的かもしれません。スコアを＜8＞にすることで家族がいないことをチームで共有できます。スコア＜9＞はスコアリングができない理由として，患者の認知力や意識状態に問題があると状況評価していることがわかります。

1）スコアリングの考え方

スコアリングは患者の生活が何によって，どの程度，支障をきたしているのかという視点で行います。スコアが高い（＝数字が多い）項目は問題が大きいことを意味しています。スコアが上がる（＝数字が高くなる）ことは，問題が大きくなる，つまり提供されているケアの質の評価は低いということです。ケアの質が高いと評価されるスコアは＜0＞ということになります。

スコアの高い項目は，ケアが不足していると考え，重点的にケアを提供していきます。しかし，スコアを下げることだけが目的ではなく，ケアスタッフが患者の状況を環境も含め丸ごと共有することを目的とします。

2）9つの評価内容

STAS-Jの項目は，1・2が患者の身体症状を，3・4は患者・家族の不安，5・6は患者・家族の病状認識を評価します。7・8・9はコミュニケーションを評価しています。STAS7は患者と家族とのコミュニケーションの深さと率直さ，STAS8は職種（スタッフ）間のコミュニケーションで情報交換の早さ・正確さ・充実度，STAS9は患者・家族とケアチーム（医療スタッフ）のコミュニケーションで，患者や家族が求めた時の医療スタッフが提供する情報の充実度についての評価です。

STAS-Jは，STASの各項目を適切にスコアリングできれば，家族あるいはケアスタッフとの関係性を含めて患者の全体像が浮き彫りになる構造になっています。

基本的にはスコアの高い項目がケアの対象になりますが，スコアが高いから必ずケアの対象になるというわけではありません。そこに介在することを患者・家族が望まないこともあるからです。しかし，スコアが高い項目に対するケアが成果をあげれば，スコアは下がることになり，患者の状態の安定につながるはずです。各項目はそれぞれ独立したものとしてだけ捉えるのではなく，相互に影響し合っているという視点がとても重要です。

表1-5 STAS-Oの項目と評価内容（筆者訳）

STAS-Oの項目	評価内容
STAS10	計画
STAS11	実質的支援
STAS12	経済的支援
STAS13	時間の浪費
STAS14	スピリチュアル
STAS15	医療スタッフの不安
STAS16	スタッフへの助言・指導

（SUPPORT TEAM ASSESSMENT SCHEDULE DEFINITIONS AND RATINGS：http://www.kcl.ac.uk/lsm/research/divisions/cicelysaunders/attachments/Tools-STAS-Support-Team-Assessment-Schedule.pdfより抜粋して作成，筆者訳．なお「STAS10〜STAS16」という表現は，筆者が付した記述である）

6 STAS original は，環境要因を含む 16 項目で構成されている

　STAS-Jは9項目で評価しますが，HigginsonのSTASの原典（以下STAS original）では16項目からなっています。STAS-Jにない項目は，本書では筆者が便宜上10〜16としました（以後STAS-O（注：筆者命名）はSTAS10〜16の包括的表現とします）。筆者はSTAS-Jで翻訳されている9項目だけではなく10〜16の7項目についても有用と考え，活用をしています（表1-5）。

　STAS-Oはケアチームの活動を実践するために，必要なことを網羅的に評価しています。STAS10は，必要なチームミーティングが適切に行われているかを評価し，11，12，13，14は実質的・経済的・時間的・スピリチュアルというテーマでそれぞれの支援の必要性を評価します。STAS15では医療スタッフの不安が患者・家族に与える影響を評価し，16ではスタッフへの助言・指導の遅れが患者・家族に影響を及ぼしていないかを評価します。

　つまりSTAS-Jでは患者・家族の身体的・心理的問題，いいかえるとトータルペインについて評価し，STAS-Jの項目にはないSTAS-Oの7項目（10〜16）ではケアチームの活動のあり方を評価します。

　緩和ケアが患者・家族とケアチームのコラボレーションだという立場をとるならば，STAS-Jだけの活用では不十分であり，patient centered に確固たる基盤をおくために，患者がケアチームの一員として位置づけられているSTAS-Oの10〜16と統合したほうがより総合的かつ緩和ケアの視点を明確にした評価ができます＜3章 5_2）スピリチュアルと患者中心のケア（patient centered care）p.50 を参照＞。

7 クリニカル・オーディットとしての役割をもつ

　クリニカル・オーディットとは，診断や治療，医療資源の活用とその成果，患者の

表1-6 STASを用いたクリニカル・オーディットの2つの評価軸

1. 個々の患者に提供したケアの評価をするためのツール
2. 医療機関・ケアチーム全体のケア提供の質を評価するツール

QOLなど，患者に対して質の高い医療・ケアが行われているかどうか，多面的・包括的に評価するものです。

STAS-Jはスコアリングマニュアルのなかで，*"この評価法を十分使いこなすことによって，ホスピス・緩和ケアの成果とケアの質の高さを客観的に明らかにすることができます。それがホスピス・緩和ケアに患者・家族の信頼を得ることにつながると考えます"* と述べられています。

STASを用いたクリニカル・オーディットは2つの側面の評価軸（表1-6）をもっています。

スコアリングマニュアルではこのような形の評価を推奨し，緩和ケアの質を包括的に評価するクリニカル・オーディットとしての役割を与えています。

またSTASは，*"医療専門職が自らのケアを評価し，改善していくために適切な「評価法」"* であるとも表現されています。つまり，自らのケアを評価し，さらに次のケアの方向性を検討する際の重要なツールとして活用できるものです。ケア提供者が患者の状況を多面的・包括的に評価し，医療・ケアの方針を立てる基盤として活用できるという面と同時にクリニカル・オーディットとして提供したケアの質を評価する，という重要な役割と広がりをもっていることになります。

当診療所では，ご家族（ご遺族）が来院された時に，ケアの評価を意識して，話を聞くようにしています。その際にもSTASの項目で評価することを心がけています。デスカンファレンス[*1]でもSTASによる評価に基づいて行っています。プライマリーナース[*2]（担当看護師）がスコアの高かった項目（問題）の解決過程を報告し，スコアリングの再評価をしています。また亡くなった時点でスコアが下がっていない（問題解決に至らなかった）項目についてはその原因の振り返りをしています。

ケアチームが共通の言語を使ってディスカッションできることは，提供したケアの客観的な評価につながります。

以下，あるご遺族の話に，STASの項目を入れてみました。表1-3（p.9）を参照しながらひとつずつ確認してみてください。

STASについては次章以降くわしくみていきましょう。

[*1]：デスカンファレンス
亡くなった患者と家族へのケアを振り返り，今後のケアの質を高めることを目的としている。
[*2]：プライマリーナース
プライマリーナーシングにおける担当看護師。プライマリーナーシングとは，一人の患者とその家族を一人の看護師が24時間，責任をもってケアを提供する看護方式。

遺族の話

あの日が最後だと思わなかった
でも帰る時に，天井の方をさして"逝くよ"って   STAS6▶▶
自分ではわかっていたみたいで
"今までありがとう"って言ったら，ぎゅっと手を握ってくれた   STAS7▶▶
翌朝，息をしていないという電話をもらって，不思議とそんなに   STAS4▶▶
                                                              STAS6▶▶

びっくりもしなくて眠っているみたいな穏やかな顔をしていたので
苦しまなかったんだと思いました
看護師さんから"介護"はしないかも，って
言われていたけど，そのとおりだったなと思う   STAS9▶▶

2章

STAS-J とそのスコアリング

「今，この患者さんに必要なケアは？」と聞かれた時に，
自信をもって自分の意見が言えますか？
STAS-Jは，スコアリングをすると，必要なケアがみえてきます。
必要なケアと，その理由をしっかりと言葉で表現できると，
ケアを提供する際にも自信がもてます。
それは患者と家族の安心感につながるでしょう。
本章では，症状，不安，病状認識，コミュニケーションについて
患者・家族の話をどのように聞き分けてスコアリングするのかを
解説します。

1 STAS1 痛みが患者に及ぼす影響

　痛みが患者の日常生活や心理状態に与えている影響を評価します。ここでは"痛み"が緩和されれば，生活行動はよい方向に変化するのかという視点で評価します。

　表2-1に，STAS1のスコアリングを示します。

1）"痛み"が患者の日常生活に与えている影響を評価する

　STAS1は"痛み"による患者の辛さを評価します。"痛み"は主観的なものなので，患者が感じ，気づくものです。"痛みを感じるのは生きているから""病気があるから多少の痛みはあって当たり前""痛みがあると，よくないことばかり考えてしまう"など，"痛み"は個々の患者にとって，それぞれの意味があります。

　患者にとっての"痛み"の意味は，それまでの生活体験によって構築されているので，他者によって変えることは難しいでしょう。

　"歩くと痛い""痛みで座っていられない""痛みで眠れない""痛くて憂うつ"等の日常生活に支障をきたしている"痛み"に着目して患者の話を聞きましょう。

2）全身状態の低下によって，変化しているADLは区別して考える

　STAS1は，本来であればできるはずのことが"痛み"によって，支障をきたしているかどうかを評価します。

患者　痛くて座っていられない

Ns　…(それで？　と思って，話の続きを聞く)

患者　だから寝ている

Ns　…(寝ていると？　と思って，話の続きを聞く)

患者　寝ている方が楽

Ns　寝ていると"痛み"は？

患者　寝ていれば痛くない

　患者の話を聞くことで，"患者にとっての痛み"の事実を知ることができます。"痛くて座っていられない"と話す患者は"痛み"よりも"座っていられない"という状況(事実)を伝えたいのかもしれないことに気づきましょう。

聞き方のポイント

　痛みがなければ動ける力があるのだろうか，患者は"痛い"と言っているのか"動けない"と言っているのか，どちらが患者にとって困っていることなのかを考えながら患者の話を聞きます。患者自身も区別できていない場合もありますが，ケア提供者の思い込みを排除して患者の話を聞いていると，話している患者が自身の身体状況に気づきます。

　患者が"痛くて歩けない"と表現した時に，ケア提供者が"痛くて辛いですね"と"痛

表2-1　STAS1　痛みのコントロール：痛みが患者に及ぼす影響

0	なし
1	時折の，または断続的な単一の痛みで，患者が今以上の治療を必要としない痛みである。 （解説：現在の疼痛マネジメントに満足している）
2	中程度の痛み。時に調子の悪い日もある。痛みのため，病状からみると可能なはずの日常生活動作に支障をきたす。 （解説：薬の調整や何らかの処置が必要であるが，それほどひどい痛みではない）
3	しばしばひどい痛みがある。痛みによって日常生活動作や物事への集中力に著しく支障をきたす。 （解説：我慢できない痛みが出現することがある）
4	持続的な耐えられない激しい痛み。他のことを考えることができない。 （解説：我慢できない痛みが持続的にある）

（STASワーキング・グループ編集：STAS-J（STAS日本語版）スコアリングマニュアル第3版．日本ホスピス・緩和ケア研究振興財団，2007より抜粋して作成）

み"にだけ注目してしまうと"痛み"の話だけになってしまいます。"歩くのが大変になっているということですか？"とADL（Activities of Daily Living，日常生活動作）に着目すると患者は"そうなんだよ，トイレに行けなくなったらどうしよう"と具体的な相談になるかもしれません。

　実際に患者の筋力低下の状況など身体機能をみることも大切です。"痛み"が緩和すれば，歩けるのかどうかを客観的に評価する診察を患者自身も望んでいます。

3）"痛み"の緩和における患者の意向を確認する

　患者は"痛み"をどうしたいと考えているのか，どうしてほしいと思っているのかに着目して話を聞きましょう。"痛み"の意味が個々の患者にとって異なるように，痛みの緩和も個々の患者の意向は異なります。

　「"痛みで座っていられない，寝ていれば痛くない"と言う患者は，"座っていられない"という状況をどのように考えているのだろうか，座っていたいのだろうか？」と，ケア提供者が考えてもわかりません。患者の意向がどこにあるのかを，患者に聞いてみましょう。「"痛くて座っていられない"ということでしたが，"寝ている方が楽""寝ていれば痛みがない"というのは，今のままでいいということですか，それとも何か工夫できることがあれば，と考えていますか？」この時に配慮することは，**患者が使った言葉をその通りに使うこと**です。患者の表現した言葉をそのまま使うことで，患者が思っている自身の状況（患者にとっての事実）が聞き手（ケア提供者）に正確に伝わったことを患者が認識できます。患者は自身の置かれている状況がケア提供者に正確に伝わったと認識できることによって，このケア提供者が"相談をできる相手かどうか"を見極めます。

　"元気な時から休みの日はゴロゴロしていたのだもの，今も同じだよ"と話されるかもしれません。"痛いというより疲れちゃう，背もたれがあれば座っていられるかもしれない"と話されるかもしれません。"骨が出ちゃって，お尻が痛くなるから座っていられないのです"——このような患者の話が聞けると，実践に結びつくアセスメントとプランにつながります。

4）家族との関係性の中での"気がかり"に着目する

　"元気な時から休みの日はゴロゴロしていたのだもの，今も同じだよ"という患者は寝ていれば痛みもなくて楽なので，座れない状況に困ってはいないことがわかります。ではなぜ，最初，"痛みで座っていられない"と患者は言ったのでしょうか。何か困っていることがあるからではないでしょうか。これもケア提供者が考えてもわかりませんので，患者に聞いてみます。

> Ns　"寝ている方が楽""寝ていれば痛みがない""元気な時から"ということですが，それで何か？
>
> 患者　起きていないと，ますます体力が落ちるって言われるから
>
> Ns　…どなたに？
>
> 患者　家族に…

　この場合の患者の気がかり（困っていること）は，"痛み"よりも，寝ていたいのに，家族から起きているように言われていることです。

　患者の気がかりとなっている事実に着目してスコアリングすると，"痛み"はあるけれども，今以上の治療を必要としていない"痛み"という評価になりますので，STAS1（痛み）のスコアは＜1＞です。

　"痛み"として表現する患者の気がかりを家族との関係性の中で評価すると，必要なケアは"痛み"に対する薬物治療ではないことがわかります。

　次のケースをみてみましょう

　"痛くて食べられない"という患者も，言葉通り痛みが原因で食べられないのかもしれませんが，"食べられない"方に力点をおいて話しているのかもしれません。そう考えながら話を聞いてみましょう。

> 患者　食べたい物がないのですよ
>
> Ns　…（それで？　と思って，次の言葉を待つ）
>
> 患者　何が食べたい？　もっと食べないと…って言われると，せっかく作ってくれたのに食べられない，とも言えなくて無理して食べていますが，辛いです

　この場合も患者の気がかりは"痛み"よりも，"食べられない状況にある"ことで，それを"家族が理解してくれない辛さ"です。

　家族との関係性の視点で，患者の気がかりに着目すると，スコアリングする項目はSTAS1だけではなく，STAS6（家族の病状認識），STAS7（患者と家族のコミュニケーション）ということになります。

5）"痛み"が患者の心理状態に与えている影響（不安や疑念等）を評価する

　"痛みで眠れない"と話す患者に，「眠れない時にどうされていますか？」と聞いてみると"これから，どうなるのかなあと考えている…と眠れなくなる""もっと痛くなるの

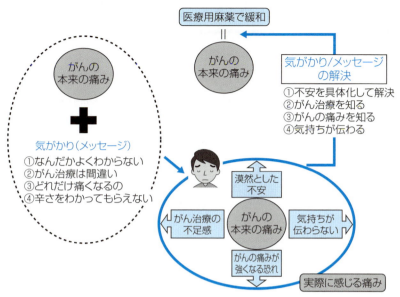

図2-1 痛みの感じ方に影響を与える因子

だろうなと考えている…と眠れなくなる""痛み止めを飲もうか，どうしようかと考えている…と眠れなくなる""麻薬が効かなくなると量が増えて頭がおかしくなったらって…"等々，がん終末期の患者は眠れなくなるような心配事をたくさん抱えています。

患者の困っていることが，痛みのための不眠であればSTAS1でスコアリングすることで問題はありません。しかし，患者の困っていることが"不眠"であればSTAS2（痛み以外の症状）でスコアリングします。不眠の理由が，痛みが強くなるのではないか，麻薬が効かなくなる，量が増えると頭がおかしくなる，という"不安"であればSTAS3（患者の不安）でスコアリングします。麻薬に対する誤った認識によるものであればSTAS5（患者の病状認識）でもスコアリングします。

"痛い"と言っている患者の話をよく聞いてみると，痛み以外の要因が関与している場合が少なくありません。"痛み"に限らず，一つの顕在化された問題には，様々な要因が絡み合っているので，それぞれの要因の因果関係を考えたケア計画は全人的ケアの実践に結びつきます。

がん終末期の患者は死という現実を直近に感じることで諸々の精神的ストレス・精神的苦しみ・気がかりを抱えており，トータルペインといわれるように身体症状の辛さだけで苦悩していることはほとんどありません（図2-1）。

具体的な気がかりとしては，がん治療の不足感（STAS5，9，14），がんの痛みが強くなる怖れ（STAS3），気持ちが伝わらない（STAS7，9）などがあります。「なんだかよくわからないんですけど気持ちが落ち着かなくて」と死を受け止めることができない漠然とした不安（STAS3）を表現される患者もいます。こうした気がかりが解消されなければ精神的に不安定になり，痛みなどの症状を受け止める力が衰えます。その結果，実際に感じる痛みはがんの本来の痛みによるものだけではなく，図2-1の青線の円のように増強されます。鎮痛薬の投与で痛みが緩和されない場合や，WHO方式に従って医療用麻薬を増

量しても痛みが緩和されない場合のほとんどは，患者の気がかりが解決されると痛みが緩和します。

ケアチームは身体症状の辛さで苦悩している患者とのコミュニケーションを通して患者の気がかりを受け止め（STASのスコアリング），ケアを行います。適切なケアで気がかりが解消されれば，患者は，痛みを受け止める力を増す（痛みを感じる閾値を上げる）ことができ，青線の円のように膨らんだ痛み（症状）を小さく（本来の大きさに）することができます。本来の大きさになった身体症状に対して適切な薬物治療あるいは処置をすることで，痛み（症状）の緩和が容易になります[13), 14)]。

現前している問題，気がかりを一つ一つ受け止め（STASでスコアリングし），患者と一緒に丁寧に解決するという過程が全人的ケアにつながります。

2 ● STAS2 ● 痛み以外の症状が患者に及ぼす影響

痛み以外の症状が，どれだけ患者の日常生活や心理状態に影響を及ぼしているかを総合的に評価します。症状にはがん腫の進展に伴う呼吸困難・出血・嘔吐・けいれん発作等の局所症状と，終末期に近づくと体力低下・倦怠感・食欲不振・体重減少・誤嚥等のいわゆる悪液質による全身症状があります。また衰弱していく経過に伴う症状として，物忘れが急速に進む，意欲がなくなる，イライラする，転びやすい，集中力がない，段取りが悪くなる，変化に対応できない等の認知・見当識・思考・判断力の低下が起こります。

ここでも "痛み以外の症状" が緩和されれば，生活行動はよい方向に変化するのかの視点で評価します。

STAS2のスコアリングを表2-2に示します。

1）患者は何が辛いと言っているのか，に耳を傾ける

"痛み以外の症状" も患者の話をよく聞いて客観的な事実を確認しなければ，患者が求めていることとは違った（ズレた）対応になってしまうので，丁寧に話を聞いてみましょう。

患者 息苦しい

Ns どの辺りが？

患者 （胸の辺りに手を当てている）

Ns 胸の辺りが…？

患者 おもいです

Ns おもいですか？

患者 思い…思いが辛いです

しりとりゲームのようなやりとりですが，"息苦しい" と患者が発した時に "呼吸困難" と症状を決め込んでしまうと，「酸素吸入！　モルヒネ！」となってしまいます。これでは "思いが辛い" という患者を理解することはできないでしょう。症状を引き起こ

表2-2 **STAS2 痛み以外の症状コントロール：痛み以外の症状が患者に及ぼす影響**

0	なし
1	時折の，または断続的な単一または複数の症状があるが，日常生活を普通に送っており，患者が今以上の治療を必要としない症状である。 （解説：現在の症状マネジメントに満足している）
2	中等度の症状。時に調子の悪い日もある。病状からみると，可能なはずの日常生活動作に支障をきたすことがある。 （解説：薬の調節や何らかの処置が必要であるが，それほどひどい症状ではない）
3	たびたび強い症状がある。症状によって日常生活動作や物事への集中力に著しく支障をきたす。 （解説：我慢できない症状が出現することがある）
4	持続的な耐えられない激しい症状。他のことを考えることができない。 （解説：我慢できない症状が持続的にある）

（STASワーキング・グループ編集：STAS-J（STAS日本語版）スコアリングマニュアル第3版．日本ホスピス・緩和ケア研究振興財団，2007より抜粋して作成）

している要因が器質的な変化なのか機能的な変化なのか心理的な変化なのかによって，治療・ケアのプランが異なります。

"思い"と"重い"は同じ発音ですが，文字に表すと意味合いが全く異なります。"胸"という言葉が介在すると"思い"であれ"重い"であれ，言葉として矛盾しません。この会話のポイントは，「看護師（Ns）；おもいですか？」にあります。何を伝えようとしているのかがはっきりしない場合は，**患者の使った言葉をそのまま返すことが大変有効で，患者とのズレを防ぐことができます。**

2）治療を必要としている症状かどうかは，患者の辛さの視点で評価する

消化管通過障害のある患者の場合を考えてみます。閉塞している場所にもよりますが，経鼻胃管を留置して，排液をすれば管が詰まらない程度の水様物の摂取は可能です。しかし，吐くことの辛さと胃管の留置による辛さを比べることは，患者自身でなければできません。"胃管は鼻も喉も痛いし，入っていると飲み込みづらい""管が入っていても吐くのは同じだから，吐けば楽になる"という患者には胃管は留置しなくてもよいです。

> 患者　水を飲んでも吐いちゃう
>
> Ns　お水はどれくらい，飲みますか？
>
> 患者　ゴクゴク飲んじゃっています
>
> Ns　どうしてですか？
>
> 患者　一気に飲む方が吐きやすくて楽なのです。胃の入り口で塞がっているから，吐く時も飲んだ時の味のままで二度おいしい

* 胃液と混ざらないので飲み物の味が変わらない。

食道がんの患者さんとの会話です。頻繁に吐いていても，また吐いてしまうので何とかならないか，という相談ではありません。患者が**治療を必要としていない症状であれ**

ば，STAS2のスコアは＜1＞になります。

　がん終末期の症状は多くの場合，病気の進行や身体の衰弱に伴う変化です。病気の進行によって消化管が塞がってしまった場合には，摂取した物が食道や胃に溜まってしまうので，吐くしかありません。飲んだり食べたりしないか，胃管を入れるか，吐くか，という究極の選択を迫られます。患者が症状を引き起こしている原因や理由を理解して，"仕方のないこと" として，受け止める過程の辛さを乗り越えて，患者自身が選択しなければいけません。"吐く" ことを覚悟で胃管を入れない選択をした患者は，"吐く" ことを覚悟して飲んだり食べたりします。"吐く" という現象は同じでも，症状を引き起こしている原因や理由を理解していれば，症状による辛さは緩和されます。

　痛みの考え方と同様に，痛み以外の呼吸困難などの症状も，患者が抱えている気がかりが解決されなければ，がんの本来の症状に加えて，図2-1の青線の円のように症状が増強されます。これが薬剤の投与だけでは症状の緩和が難しくなる理由です[13), 15)]。

　起こっている現象の原因や理由がわからなければ，症状を緩和するための対処行動がとれないだけではなく，納得できていない思いが症状の辛さを強くします。そのためSTAS3(患者の不安)，STAS5(患者の病状認識)，STAS14(スピリチュアル/自己決定力)の評価も必要になります。

③ STAS3 患者の不安が及ぼす影響

　不安が患者の日常生活に及ぼしている影響を評価します。

　人は自身の死が避けられない現実であることを意識すると，これまでの人生や家族との別れについて考えたり悩んだり，何が起こるのかわからないといった漠然とした不安感に襲われます。

　表2-3にSTAS3のスコアリングを示します。

1) 患者は話をすることで，自身の不安の対象に気づく

　"昼間の方が安心して眠れる，夜は嫌な夢ばかり見る" という患者も少なくありません。このような場合にも睡眠剤の処方を考える前に，まずは気がかりになっていることや夢の内容を患者に話してもらいます。患者は話すことで自身の思い(後悔・懺悔の心)に気づき，悩みの対象に気づき，心が落ち着いてきます。

　ケア提供者が "何かを言わなければ…" などと考えずに，不安を抱えている患者の傍にとどまり話を聞くことから始めましょう。

2) "漠然とした不安" が "具体的な心配事" に変化するまで，話を聞く

　患者の体験している状況を "漠然とした不安" のままにしておくと，ケアに結びつけることはできません。患者が "具体的な心配事" を話してくれると，解決の糸口がつかめます。"これから，どうなるのだろう" "何が起こるのかわからないよね" という "漠然とした不安" のままでは，実践可能なケア計画は立てられません。

　"これから，どうなるのだろう" という患者に，「"これから" というのは？」と，具体

表2-3 STAS3 患者の不安：不安が患者に及ぼす影響

0	なし
1	変化を気にしている。身体面や行動面に不安の徴候は見られない。集中力に影響はない。
2	今後の変化や問題に対して張り詰めた気持ちで過ごしている。時々，身体面や行動面に不安の徴候が見られる。 （解説：日常生活は保たれている）
3	しばしば不安に襲われる。身体面や行動面にその徴候が見られる。物事への集中力に著しく支障をきたす。 （解説：不安のために，動悸や息苦しさなどの身体症状が見られることがしばしばある。日常生活を送ることはできるものの，支障をきたしている）
4	持続的に不安や心配に強くとらわれている。他のことを考えることができない。 （解説：常に不安状態である。病的であり，日常生活ができない）

（STASワーキング・グループ編集：STAS-J（STAS日本語版）スコアリングマニュアル第3版．日本ホスピス・緩和ケア研究振興財団，2007より抜粋して作成）

的に考えていることを聞くと“この先，動けなくなって寝たきりになるのは嫌だよね”とか“今は，まだ痛みがないけど，がんが進むと痛みが出てくるのでしょう？”と患者の話は“具体的な心配事”として表現されます。さらに「“寝たきり”というのは？」と患者の話を促します。“トイレに行けなくなったら，どうするのかなあ？”とさらに具体的な話になります。この先のことを患者が具体的にイメージできるようになると，患者の意向を聞いて具体的な対応策（実践可能なプラン）の相談が可能になります。

"傾聴する""共感する"という記載を看護サマリーやケア計画で見ますが，これはケア提供者の関わる姿勢であり，実践に結びつくプランとはいえません。

また，患者がまだ考えてもいない時（患者から話が出てこない段階）に，ケア提供者から「トイレに行けなくなった時には，このような方法がありますが，どうしたいですか？」と患者の意向を確認することはありませんか？　先々どうするかを相談しておかなければと思っていませんか？　患者の心の準備がない時に，ケア提供者が先回りをした提案をしても結局，患者の心の準備がないので問題解決の方向には向かいません。むしろ患者の喪失感を強くし，新たな不安を抱えてしまうことにもなります。

3）患者の表現した言葉から評価する

STASは他者評価なので，ケア提供者の目視で対象を評価するのは避けなければいけません。ケア提供者の思い込みを排除し，より客観的な評価をするためには，患者自身

患者 痛みだしたら，近いってことでしょう？

Ns 痛みが出ることを心配していましたか？

患者 いや，そんなに痛くなることは心配していない

Ns 痛みの心配じゃなくて…？（何を考えているのだろうかと思って，次の話を待つ）

患者 そろそろかなとは思ってはいるけど，返事ができなくて，生きているのに焼かれちゃうこと（火葬）ってないのかな？

が不安の対象に気づいて表現できるまで話を聞くことです。

患者は私たちが思いもよらないことを考えて不安に感じている場合もあります。

4) 医療者の対応は患者の不安に大きく影響する

がん終末期の患者は診断された時，再発した時，治療の手立てがないと言われた時，何度も繰り返して死の宣告を受け，不安を重ねて生きて来ています。その時々の医師からの説明が理解できずに患者の思い込みによって，医療者側の事実とは異なった患者の記憶として残ってしまうこともあります。

"手術が終わって麻酔から覚めると先生が何回も言っていた「癒着…癒着」という言葉が頭から離れない"6年前に手術した時の医師の言葉が，今"お腹がどうなっているのだろう"と患者を不安にさせていたのです。今，患者が抱えている不安を解決するためには，これまでの治療の経過を患者はどのように理解しているのかを聞きます。

誤った病状認識が患者の不安に関わっている場合にはSTAS5(患者の病状認識)，医療者の説明に患者の不足感がある場合にはSTAS9(患者・家族に対する医療スタッフのコミュニケーション)のスコアリングも必要です。

4 STAS4 家族の不安

患者と家族は最も影響を与え合う関係にあります。死を意識し予期悲嘆の強い家族は，思考停止してしまうこともあります。家族に会うことができない場合や情報不足により評価ができない場合のスコアは<7>とします。家族がおらず将来的にも評価する必要がない場合のスコアは<8>とします。

表2-4にSTAS4のスコアリングを示します。

1) 一番，傍にいる家族を評価する

常に患者の傍にいる家族の心理状態は患者の状況に大きく関わります。家族の抱えている不安は，通常の生活行動に支障をきたしていないかの視点で評価します。

家族が複数の場合には，主たる家族を中心に家族全体を評価し，評価対象を明記します。同居家族だけではなく，ケアチームと面識のない家族が患者に大きな影響を与えている場合もありますので，患者と深い関係にある家族と意識的に関わるようにしましょう。

2) 話すことで，家族も自身の不安の対象に気づく

家族に，「不安はありますか？」とストレートに聞いても"そりゃあ，ありますよ"と不愉快にさせてしまうことはありませんか？　家族を案ずる気持ちでいると家族の方から話してきます。家族が話をしてきた時に，真剣に聞きましょう。

表2-4 STAS4 家族の不安：不安が家族に及ぼす影響

家族は患者に最も近い介護者とします。その方々は，両親であるのか，親戚，配偶者，友人であるのかコメント欄に明記して下さい。
注：家族は時間の経過により変化する可能性があります。変化があった場合，コメント欄に記入して下さい。

0	なし
1	変化を気にしている。身体面や行動面に不安の徴候は見られない。集中力に影響はない。
2	今後の変化や問題に対して張り詰めた気持ちで過ごしている。時々，身体面や行動面に不安の徴候が見られる。 （解説：日常生活は保たれている）
3	しばしば不安に襲われる。身体面や行動面にその徴候が見られる。物事への集中力に著しく支障をきたす。 （解説：不安のために，動悸や息苦しさなどの身体症状が見られることがしばしばある。日常生活を送ることはできるものの支障をきたしている）
4	持続的に不安や心配に強くとらわれている。他のことを考えることができない。 （解説：常に不安状態である。病的であり，日常生活ができない）

（STASワーキング・グループ編集：STAS-J（STAS日本語版）スコアリングマニュアル第3版．日本ホスピス・緩和ケア研究振興財団，2007より抜粋して作成）

> 家族　夜が不安で，音がするとドキっとするし
>
> Ns　音がすると，というのは？
>
> 家族　何をしているのかな？　とか，転んでしまったら…骨折しちゃったらって。逆に静かでも，もしかしてって…
>
> Ns　静かでも，というのは？
>
> 家族　息をしていなかったら，どうしたらいいでしょうか？　そういう時は，夜でも電話していいのですか？
>
> Ns　そういう時は，電話をください

　　不安を抱えている家族は考えていることを思いついたままに話し始めます。そして，"考えていたことが話せて，心が軽くなりました"と安堵の表情になることがしばしばあります。漠然とした不安を抱えていた家族は話すことで，自身の不安の対象に気づきます。不安が具体的な心配事として言語化されることで解決の方向に向かいます。「家族に何か聞かれたらどうしよう，うまく説明ができないかもしれない」という心配はしなくて大丈夫です。勇気を出しましょう。わからないことはわからないと言えばよいのですから。わかること，確実なことだけをしっかり伝える方が，信頼を得ることにつながります。

3）"痛そうで…，苦しそうで…"は，見ている家族の不安の表現，かもしれない ──

　　家族には患者が感じている痛みや息苦しさを同じように感じることはできません。家族だけではなく，患者にしか患者の痛みや息苦しさを感じることはできません。"痛そうで，苦しそうで"は，見ていて感じる家族の辛さです。

家族は"何もしてあげられない"という思いから，患者に起こっている状況を痛いのではないか，苦しいのではないかと不安な気持ちで見ています。痛いのではないか，苦しいのではないかという，見ている家族の不安な気持ちから，痛がっている，苦しがっているという表現に変わることはごくふつうにあります。見ている家族の不安・心配を解決し安心させてくれる一番の方法は，患者が自身の辛さを言葉で表現してくれることです。"痛い時は薬を飲むから，今は大丈夫だよ""トイレに行った後は呼吸がはずむけど息苦しいわけじゃないし，少し休めば戻るから"というように，患者と家族が率直なコミュニケーションがとれれば，家族は必要以上に心配することがなくなります。**患者と家族とのコミュニケーションはSTAS7でスコアリングします。**

5 　STAS5　　患者の病状認識

　　がんを治す方向で治療をしている時の患者は，治療計画の遂行にエネルギーを注ぎます。治すことのみに意識が集中していると，治療の効果が期待できなくなったと告げられた時に，すぐにがん治療のことを忘れて緩和ケアというような，気持ちの方向転換はできません。自分の気持ちが整理できないままに予期しない現実に直面した患者は，パニック状態に陥ってしまいます。治らない病気そのものによる苦悩に加えて，自分自身の置かれている状況を理解できないことが患者を苦しめます。患者がパニックに陥ることのないように，患者が自身の病状や予後をどのように考えているのかを理解し，常にしっかりした病状認識をもてるためのケアを提供します。

　　表2-5にSTAS5のスコアリングを示します。

1) スコア<0>を目指すのではなく，どのように考えているのかを理解する ―――

　　がんと診断された時に医師から病状の説明を受けますが，診断時に医師から"治ることはありません"と言われていても，がんに対する治療が始まると患者は治療を受けていることそのものに意味を感じるようになります。患者の気持ちは常に揺れ動き変化します。特に病状や治療方針の変更があった時には，患者は今どのように考えているのかを理解しましょう。

　　がんの治療中こそ，患者が医師の説明をどのように理解したのかを知り，揺れ動く心理状態に配慮しながら患者が正しい病状を認識できるようなケアが必要です。

　　患者・家族が医師の説明に不足感を感じている場合には，STAS9（患者・家族に対する医療スタッフのコミュニケーション）でも評価が必要です。

Ns　病状については，どのように説明を受けていますか

患者　そこ（診療情報提供書）に書いてありませんか？

Ns　治療経過についての記載はありますが，○○さんにどのように伝わっているかは記載されていません

患者　私が聞いているのは…

表2-5　STAS5　患者の病状認識：患者自身の予後に対する理解

0	予後について十分に認識している。 （解説：病状の認識が現実的である。予後についてもほぼ正確に理解している）
1	予後を2倍まで長く，または短く見積もっている。たとえば，2〜3か月であろう予後を6か月と考えている。 （解説：病状の認識はある程度現実的であるが，予後については楽観的あるいは悲観的に捉えている）
2	回復すること，または長生きすることに自信がもてない。たとえば，「この病気で死ぬ人もいるので，私も近々そうなるかもしれない」と思っている。 （解説：病状の認識が，現実的なときもあれば，非現実的なときもある）
3	非現実的に思っている。たとえば，予後が3か月しかない時に，1年後には普通の生活や仕事に復帰できると期待している。 （解説：病状の認識が非現実的である。社会復帰できる位までの回復が可能だと考えている）
4	完全に回復すると期待している。 （解説：病状の認識が全く非現実的である。完全に治ると思っている）

（STASワーキング・グループ編集：STAS-J（STAS日本語版）スコアリングマニュアル第3版. 日本ホスピス・緩和ケア研究振興財団，2007より抜粋して作成）

2）予後に対する認識が現実的かどうかを評価する

　　回復が期待できない状況にあるにもかかわらず"元気になったら再就職を考えたい"という場合，また短い月単位ではないが年単位の予後予測は難しい状況の患者が，"5年後に長男家族と同居するための家を新築する"と計画している時には，スコアが＜3＞です。現実と患者の認識との違いを評価しスコアリングします。

3）医師の説明内容ではなく，患者がどのように理解しているかで評価する

　　ケースカンファンスなどで「患者の病状認識は？」とチームリーダーがスタッフに尋ねると，医師の病状説明の内容を読み上げがちです。**患者は医師が説明した内容を医師の意図したように理解しているとは限りません。**それまでの治療経過中に受けてきた説明から自身の理解をもとに医師の話を聞いていますので，別の医師の説明や使う用語が少し変わると，理解できなくなります。

　　患者は抗がん剤治療中に医師から，どのような説明を受けているでしょうか。治らないことを前提に抗がん剤治療が開始された場合は，状況が変わらない限り医師から病状の説明はないかもしれません。医師は治らないことを前提に抗がん剤治療を続けます。患者は治らないとは言われていても治療を続けているうちに"治療をしているのだから，もしかしたらよくなるかもしれない"と期待をして治療を受けています。患者が待っているのは「よくなっていますよ」という医師の言葉です。しかし，治らないがん患者の多くが，次に医師から説明される病状は"これ以上，治療を続けるのは難しい"という内容です。患者はこの事実を冷静に聞き，受け止めることができるでしょうか。

　　がんと診断され，治らないと告げられてからも抗がん剤治療を続けて，治療は終了と告げられた時の患者の状況は，医師の説明を冷静に受け止めるには，あまりにも辛い身体状況になっています。そのため，治らないことを前提に抗がん剤治療を受けている患者と関わるスタッフは，緩和ケアの視点で患者の病状認識をスコアリングし，患者自身

が常にその時々の状況を認識できるようにしましょう。

4) スコアリングのために患者に質問はしない

　患者の病状認識を知るために，ケア提供者が患者に質問してしまうと，患者が何を考えているのかを知ることはできません。質問をすると何を答えればよいのか，どのような回答が質問者の満足に値するのかを患者に考えさせてしまいます。患者は質問者の意に沿う回答をしようとするので本意とは異なる話になってしまいます。質問はしないように心がけ，病気について，患者がどのように考えているのかを日常のコミュニケーションで得られた情報からスコアリングしましょう。

Ns	まだ10月ですが，今日は風が冷たいです
患者	12月に孫の結婚式があるのです
Ns	お孫さんの結婚式ですか？
患者	考えていたけど，行かないことにしました
	それまで生きているかどうか
	生きていたとしても行けないですよ

---

* 質問をしなくても話をしている患者の言葉の中にスコアリングの根拠となるSデータがある。

6　STAS6　家族の病状認識

　現実の患者の病状・予後と家族の認識のズレを評価します。治療をしても治癒が期待できないことを医師から告げられる時は，予期しない衝撃的なニュースに家族も動揺し，事実を正確に認識することが難しい心理状態にあります。そのため家族の話をよく聞き，医師から説明された内容を家族がどのように考えているのかを理解することから家族へのケアは始まります。

　表2-6にSTAS6のスコアリングを示します。

1) 予後予測を医師から伝えられていても，病状認識があるとはいえない

　医師に"あと，どれくらい生きられますか？　と聞きました"と話す家族は，たいてい"これから考えなくてはいけないことがあるから"と言います。このように，予後予測を自身の行動を判断する基軸として考えられる家族は"死"は避けられない現実であると認識しています。予後について十分に認識しているといえます。

　抗がん剤治療の評価のための検査で腫瘍の増大や転移が確認された時点で，治療の終了とともに医師から予後予測が伝えられることがあります。この場合の家族は，突然の事態に状況の理解が追いつきません。"夫は抗がん剤治療を希望していましたが，先生からは長くて1か月と言われました。介護保険の申請？　主人は車の運転をしていますけど…"と困惑の表情で話す家族は，予後予測を医師から伝えられていますが，それがどういうことなのか，これから何をすればよいのかを考えられない状況です。"腹水を抜い

表2-6　STAS6　家族の病状認識：家族の予後に対する理解

0	予後について十分に理解している。 （解説：病状の認識が現実的である。予後についてもほぼ正確に理解している）
1	予後を2倍まで長く，または短く見積もっている。たとえば，2〜3か月であろう予後を6か月と考えている。 （解説：病状の認識はある程度現実的であるが，予後については楽観的あるいは悲観的に捉えている）
2	回復すること，または長生きすることに自信がもてない。たとえば「この病気で死ぬ人もいるので，本人も近々そうなるかもしれない」と思っている。 （解説：病状の認識が，現実的なときもあれば，非現実的なときもある）
3	非現実的に思っている。たとえば，予後が3か月しかない時に，1年後には普通の生活や仕事に復帰できると期待している。 （解説：症状の認識が非現実的である。社会復帰できる位までの回復が可能だと考えている）
4	患者が完全に回復することを期待している。 （解説：病状の認識が全く非現実的である。完全に治ると思っている）

（STASワーキング・グループ編集：STAS-J（STAS日本語版）スコアリングマニュアル第3版．日本ホスピス・緩和ケア研究振興財団，2007より抜粋して作成）

てもらって退院したら仕事にも行くつもりでいますけど，長くて1か月って??”と，この状況で仕事に復帰できると思っているのは非現実的なことなので，スコアは＜3＞で，早急に家族が病状認識をもてるようなケアの提供が必要です。

　医師が家族に伝える月単位の予後予測は，1か月であっても半年であっても残された時間が短いことを伝える意図があります。ですから状況が変化した時には，事実を具体的に家族に伝えて医療者と同じ状況認識がもてるようにケアします。状況がわからないままに時間が経過してしまった等，患者・家族が医療スタッフからの情報提供に不足感をもっている場合にはSTAS9（患者・家族に対する医療スタッフのコミュニケーション）でもスコアリングします。

2）家族の話から家族の理解がわかる

　「医師からどのように説明を受けていますか？」と家族に確認した時に，医師から説明された通りに話せる家族は少ないのではないでしょうか？　医師が説明した内容ではなく，家族がどのように理解しているのか，話の途中で質問せずに家族が話すペースで聞いていきます。“これ以上，抗がん剤治療を続けると体力がもたない，と言われました”という家族は“食べられるようになれば体力もついて，また抗がん剤治療ができる”と今よりも回復することを願っているので，医師の話を誤解しています。このまま評価してしまうとスコアは＜2＞または＜3＞です。

　しかし家族は常に患者の状況を傍で見ているので，実は医療者よりもケアスタッフよりも患者の状況の変化を知っているはずなのです。患者のADLを家族がどのように見ているかに注目して生活の視点で家族の話に耳を傾けましょう。すると“ほとんど寝ています，座っているのが疲れるって”“トイレには行っていますが，起き上がるのが大変で起こしてあげています。ベッドに戻るとバタンと倒れるように寝ます（座位から臥位は力がないとゆっくりした動作ができません），お腹がすかないって，頑張って食べると吐

いちゃいます…食べられないのですね，そういう状況なのですよね…"という話をされる場合には，スコアは＜0＞です。家族は話をしているうちに事実を冷静に考えて今の状況を認識しますので，家族の話を聞くことでSTAS6のスコアは下がります。**家族の話を引き出すことがSTAS6（家族の病状認識）に対するケアに結びつきます。**

家族 先月まで抗がん剤治療をしていて，効いていると言っていたのに…

　　　長くて1か月って，どういうことですか？

Ns 抗がん剤治療を始める時には，どのように話を聞かれましたか？

家族 手術はできないので，抗がん剤では治らないけど，やってみましょうと

Ns 抗がん剤では治らないと…

家族 でも治療を続けていれば，ずっと同じ状態が続くと思っていました

　　　最初にがんと言われたときから余命半年と…

　　　でも**信じたくなかったのです**

---

* 病状を認識していても自身の意識の中から排除してしまうことがある。無理に押しつけると逆効果になるので，家族が自分で気づくのを待つ。

家族 本当に余命1か月なのでしょうか？

Ns 1か月かどうかはわかりませんが，"短いですよ"ということだと思います

　　　1か月前と比べて，今の状態はどうですか？

家族 全然違います

　　　1か月前は普通に食べていたし，買い物にも行っていたし…

　　　今は外出どころか立ち上がるのも大変です

　　　…1か月後はいないかもしれませんね

---

* 患者の状況を傍で見ている家族は，話をしているうちに短い期間に変化している状況に気づく。

3）家族の行動決定の根拠を知ることで，家族の認識が理解できる

　　がんの患者が介護を必要とする状況になると，残された時間はかなり短いことが少なくありません（脳や脊髄転移による麻痺等がある場合は別ですが）。病状は日々急速に変化します。

　　具体的なケースで見ていきましょう

> 　母親の余命が1か月と医師から伝えられているという長女から診療依頼を受けて訪問すると，患者は衰弱し起き上がれない状況にありました。しかし長女は"ベッドにすれば立つのも楽になるとケアマネジャーに言われたので介護保険の申請をしました。ヘルパーさんを頼めると言われたので，介護休暇は取るつもりではいますが，できるだけ先にと考えています"と言います。長女はケアマネジャーに介護の相談をしているうちに母親に残された時間が短いことを忘れてしまったのでしょうか。

介護休暇をとって母親を看ようと思っている長女が，ヘルパーに任せて仕事に出かけるという事態ではありません。長女は，母親が余命1か月と医師から伝えられていましたが，仕事に行くためにはベッドやヘルパーという介護サービスの利用が必要と考えて介護保険の申請をする，という行動からは，死が間近にあるという認識はもてていないことがわかります。**早急に病状認識をもてるようなケアの提供が必要**です。この時，「介護休暇はとれる，と聞いていましたが？」と長女に話を切り出してみると"医師から余命1か月と言われましたが，まだ大丈夫と思っていました。でも，そうですよね…1週間前とは全く違うので，冷静に考えるとわかります。仕事は休みます"と長女は現実に戻ったようでした。

　辛い現実ですので，できることなら避けたい，ベッドを使えば立ちやすいから大丈夫，ヘルパーさんが来てくれたら食事を作ってもらえる…と，回復過程の介護を考える方が家族は一時的に気持ちの辛さから逃れられるかもしれません。しかし現実はすぐ目の前に母親との別れの時が近づいているのです。辛い現実から目を背けることなく，家族が後悔をしない行動決定をするために，私たちはどのような支援ができるのかを考えていきましょう。

　このケースのように，家族の病状認識にケアマネジャーの言動が影響している場合にはSTAS8（職種間のコミュニケーション）のスコアリングをしましょう。

4）家族は"生きていてほしい"と願っている，だから病状を認識したくない

　"仕事を休むということは，現実を認めるということですよね！"と強い口調で話す家族がいました。どういう意味かわかりますか？　家族は続けて話されます。"食べられないし，痩せてきているし，わかっているのですよ，でも…私がいつものように仕事に行っていれば，いつものように…（涙）"「生きていてほしいですよね」と言葉をかけると，"生きていてほしいです"と話されました。"死"を意識しているからこその辛さです。"生きていてほしい"は家族の願いであり，もちろん誤った病状認識ではありませんので，STAS5（家族の病状認識）のスコアは高くないことがわかります。"死を受け入れられない家族"というレッテルを貼るのではなく，家族の辛さを肯定的に受け止めて話を聞き，家族の病状認識を評価しましょう。

5）家族は行動を変えることで，"死が近い"と患者に伝えてしまうことを恐れている

　また別の家族は"仕事を休んだら，もうすぐ死ぬって思わせちゃうじゃないですか"と言います，「何か話されていますか？」と患者とのやりとりを尋ねると，"少し前までは，一人で大丈夫って言っていたのが，最近は出かけようとすると機嫌が悪いというか，用事を言って…なかなか出かけられません。休んでほしいみたいなんですよね"**仕事を休んでほしいと言えずにいることに家族は気づいていました。**

　この場合はSTAS7（患者と家族とのコミュニケーション）のスコアが問題になりそうです。

7 STAS7　患者と家族とのコミュニケーション

　　患者と家族が互いのコミュニケーションに満足しているか，ストレスを感じていないかの視点で，一番気にかけていることをどれだけ率直に話し合っているかを評価します。

　　患者と家族は，病状や予後認識の違い，互いの気遣いなどから，現状や今後の見通しについて，ありのままに話し合うことが難しい場合もあります。

　　"死"を間近に，現実のこととして感じている終末期の患者にとって，家族との会話が少なくなると気分の落ち込みが強くなり，絶望感の中で一人悩み孤立してしまうことになります。そのため，患者と家族がこれから訪れる"死"についても互いに話ができるように関わりましょう。患者と家族が取り繕うことなく率直に話ができる時間を共有することは，大切な人を亡くした後もなお，残された家族の生きる力となります。

　　表2-7に，STAS7のスコアリングを示します。

1）今後の生活について，患者と家族で率直な相談がされているかを評価する ───

　　病状が進行していく状況にあることを患者と家族が同じように理解し共有することで，現実にどう対応していくかを一緒に考えていくことができます。

　　率直なコミュニケーションとは，病状を踏まえたうえで，患者と家族が今後の生活についてどれだけ率直に話し合われているかを評価しますので，**患者と家族が同じ認識であることが率直なコミュニケーションのスタートです。そのためSTAS5（患者の病状認識）とSTAS6（家族の病状認識）のスコアリングがきちんとされているかが重要です。**

　　患者と家族の病状認識がズレていると，互いに満足できるコミュニケーションがとれないので，スコアは＜2＞以上です。

2）患者と家族が互いの気がかりについて，どれだけ共有しているかを評価する ───

　　患者は残された時間の短さを考えた時に，自分の死後に家族が困らないために伝えたいことや相談したいことがあります。しかし"死"は患者本人だけではなく，家族にとっても辛く悲しい別れであり，家族は自身の辛さから死に関する話題を避けようとすることがあります。たとえば，葬儀やお墓のことが一番の"気がかり"になっている患者は少なくありません。患者は自身の希望を家族に話したいのに，家族が葬儀やお墓の話を避けてしまっては，患者の"気がかり"は解決されません。逆に家族は遺産相続が気になっているのに話を切り出せずに困っていることもあります。

　　ある時，患者から"葬儀は誰のためのものですか？"と聞かれたことがありました。「どうしてでしょうか？」と尋ねると"葬儀は残された家族のためのものだからって，私の希望は聞いてもらえないのです"と話されました。皆さんだったら，どのように応えますか？

　　患者は生きている今，自身の葬儀についての希望を家族に伝えておきたい，家族も葬儀は自分たちのためのものだから，今生きている時に患者の話を聞く必要はないと考えています。このままでは話を聞いてもらえない患者は満足できないのでスコアは＜2＞です。

　　実際に葬儀をどのように執り行うかは死別後に家族が決めることですが，生きている

表2-7　STAS7　患者と家族とのコミュニケーション：患者と家族とのコミュニケーションの深さと率直さ

0	率直かつ誠実なコミュニケーションが，言語的・非言語的になされている。 （解説：病状や今後の見通し，今後の生活について十分話し合われており，患者さんもご家族も現状に満足している）
1	時々，または家族の誰かと率直なコミュニケーションがなされている。 （解説：病状や今後の見通し，今後の生活について時折話し合われており，患者さんもご家族も現状に特に不満はない）
2	状況を認識してはいるが，そのことについて話し合いがなされていない。患者も家族も現状に満足していない。あるいは，パートナーとは話し合っても，他の家族とは話し合っていない。 （解説：病状や今後の見通し，今後の生活についてあまり話し合われておらず，患者さんもご家族も現状に満足していない）
3	状況認識が一致せずコミュニケーションがうまくいかないため，気を使いながら会話が行われている。 （解説：病状や今後の見通し，今後の生活について話し合われておらず，かつ患者さんと家族の現状認識が一致していない）
4	うわべだけのコミュニケーションがなされている。

（STASワーキング・グループ編集：STAS-J（STAS日本語版）スコアリングマニュアル第3版．日本ホスピス・緩和ケア研究振興財団，2007より抜粋して作成）

　今，患者の一番の気がかりであることを無視しないことが大切です。意見が一致することが互いのストレスがなく一番よいのですが，ここでは家族が患者の話を聞くこと，患者も家族が考えていることを聞くこと，患者と家族が互いに率直に話し合われているかどうかを評価します。患者が満足していても家族がストレスを感じていたり，逆に家族は満足していても患者に不足感がある場合のスコアは高くなります。

患者　葬儀は誰のためのものですか？

Ns　私に聞くのはどうしてですか？

患者　葬儀は残された家族のためのものだからって，私の希望は聞いてもらえないのです

家族　今生きている時に，そんな話をしなくていいでしょう

患者　生きているうちじゃないと，言えない

家族　色々と言われても，その通りにできるかわからないし…

Ns　（患者に）希望された通りにできないかもしれないからだそうです

患者　その時は，それでいい。それよりも今自分の考えていることを話しておきたい

Ns　ご家族にとっては，葬儀の話をされることが辛かったのではないでしょうか

家族　わかってはいても辛くて…（涙）

患者　永遠の旅立ちだから

家族　旅行に行く前の話くらいに思って，話を聞きます

＊　患者と家族の話を通訳することで，話の食い違いによる患者のストレスは緩和する。

3）予後予測の伝え方によって，患者と家族は率直な話ができなくなる ─────────

医師からの説明は患者と家族が同時に聞くことを勧めます。

説明内容が同じであっても患者は，家族とは別の話をされているのではないかと猜疑心が強くなります。また患者が一人で通院を続けている場合の家族は，病院で治療をしているのだからと安心していて，全く状況理解が追いついていないことがあります。患者は家族に対してよくない話はしにくいからです。また終末期の患者の病状や予後の話は家族にだけ伝えられることがあります。家族にとって自分だけが余命を伝えられることは重荷となります。家族は患者に嘘をついているという罪悪感をもち，患者に気づかれるのではないかと苦悩しています。患者と病気の話はしなくなり日常会話はうわべだけになってしまいます。これでは患者にとっては本来であれば大きな精神的な支えになるはずの家族との関係が壊れ，互いに孤立してしまいます。患者が自身の病状を理解している場合でも，家族は自分だけ伝えられていると思い込んでいることも少なくありません。このような場合にも家族は患者の短い余命をどう考えたらよいかわからず，患者と話ができなくなってしまいます。

患者も家族も状況を認識しているにもかかわらず，互いの認識を確認できないままに時間が経過し，何も相談できない状況で残された時間が短い場合には，早急に適切なケアが必要ですので，スコアは＜3＞です。

8 STAS8 職種間のコミュニケーション

患者と家族の困難な問題についてのスタッフ間での情報交換の早さ，正確さ，充実度を評価します。カンファレンスや口頭での連絡などの情報交換の不足により患者や家族に不利益や困りごとが生じていないかという視点をもちましょう。

終末期の患者と家族に関わる専門職は，医師と看護師の他に経済的な問題や社会的な相談に関わるソーシャルワーカー（時には社会労務士も），心理面での支援には臨床心理士，運動機能の障害を抱えている場合には理学療法士・作業療法士や言語聴覚士，症状コントロールに必要な薬剤情報・薬の管理・調剤をする薬剤師，食事の相談に関わる栄養士，さらに音楽療法士や在宅療養では訪問看護師，介護保険制度を利用する場合には，ケアマネジャー・訪問介護士・福祉用具相談員など多職種の関わりがあります。

それぞれの職種間の不適切な情報交換・情報伝達により患者・家族の負担を大きくしていないか，職種間の情報交換の早さ・正確さ・充実度を意識しましょう。

表2-8に，STAS8のスコアリングを示します。

1）主要スタッフは，主治医と中心となる看護師[*1] ─────────

主治医と中心になる看護師のほかに，患者・家族にとって医師・看護師と同じような関わりをもっている職種についても主要スタッフとして評価します。**患者と家族にとっての主要スタッフは誰なのかを明らかにしておきましょう。**

─────────────
*1：中心となる看護師とは，チームリーダーであるナースとプライマリーナース。

表2-8 STAS8 職種間のコミュニケーション：患者と家族の困難な問題についての，スタッフ間での情報交換の早さ，正確さ，充実度

関わっている人（職種）を明記してください

0	詳細かつ正確な情報が関係スタッフ全員にその日のうちに伝えられる。 （解説：情報交換不足による患者や家族への不利益が，実際にも潜在的にも全くない状態）
1	主要スタッフ間では正確な情報伝達が行われる。その他のスタッフ間では，不正確な情報伝達や遅れが生じることがある。 （解説：主要スタッフ間での情報伝達はすぐになされているが，関係スタッフを含めた情報交換が不十分で，時にそれが患者や家族への不適切な対応につながることがある。または，その潜在的状態にある）
2	管理上の小さな変更は，伝達されない。重要な変更は，主要スタッフ間でも1日以上遅れて伝達される。 （解説：主要スタッフ間での情報交換が不十分で，時にそれが患者や家族への不適切な対応につながることがある。または，その潜在的状態にある
3	重要な変更が数日から1週間遅れで伝達される。例）退院時の病棟から在宅担当医への申し送りなど。 （解説：スタッフ間での情報交換が不十分で，患者や家族への対応の遅れや不利益になることがしばしばある。または，その潜在的状態にある）
4	情報伝達がさらに遅れるか，全くない。他のどのようなスタッフがいつ訪ねているのかわからない。 （解説：スタッフ間での情報交換が不十分あるいは全くなく，患者や家族は不利益をこうむっている）

（STASワーキング・グループ編集：STAS-J（STAS日本語版）スコアリングマニュアル第3版．日本ホスピス・緩和ケア研究振興財団，2007より抜粋して作成）

　質の高いケアを提供するためには，中心となる看護師が患者・家族の状況を常に把握していることが求められます。医師と中心となる看護師の間での詳細かつ正確な情報交換がタイムリーに実現することで，ケア計画・ケアの実践は充実度を増します。

　主要スタッフとして医師・看護師と同じような関わりをもっている職種は，個々の患者・家族の状況や病期によりますので，それぞれの専門職の位置づけを明確にしておくようにしましょう。

　中心となる看護師が医師の診療方針を理解していなかったり，ほかの看護師に必要な情報が伝えられていなかったり，ほかの看護師から中心となる看護師に重要な情報が集約されていないことが数日以上続いている場合には，スコアは＜3＞です。主要なスタッフ間でも情報伝達が翌日になってしまう場合はスコア＜2＞です。主要なスタッフ間での重要な情報は当日中に伝達されなければいけません。

2）関係スタッフは，ある程度定期的に患者と関わっている職種

　関係スタッフは患者・家族の状況によって主要スタッフに加わりますので，情報伝達が遅れないように，主要スタッフには関係スタッフの職種とその担当者名と関わる頻度について周知しておきましょう。関係スタッフも含めてスタッフ全員に，その日のうちに詳細かつ正確な情報が伝えられている状況がスコア＜0＞です。

　がん終末期の緩和ケアを難しいものにしている一番の理由が，急速に病状が変化することです。急速な状況の変化に対応しようとした時に，主要スタッフとの情報が共有できていない関係スタッフの存在はケアの質を低下させます。それは，がん終末期の患者の対応力が低下していることに加えて，患者の急速な変化に情報伝達が間に合わず，情

報の正確さ・充実度を欠くことで，患者を混乱させるなどの不利益な結果を招くからです。

3) 在宅緩和ケアにおいてはケアマネジャーの存在が大きい

　ケアマネジャーの主な役割は介護を必要とされる方のためのケアプランを作成し，介護サービスの調整・管理を行うことです。がん終末期の患者・家族が在宅療養を継続するためには，介護の相談は不可欠です。

　しかし，医療スタッフに相談することなく，ケアマネジャーが在宅緩和ケアを必要としている患者・家族に介護ベッドやヘルパーによる介護などを提案することは非常に問題があります。

　ケアマネジャーは本人と家族の意向を聞き，ケアプランを作成します。がん終末期の患者が介護保険の申請をする時期は，病院でのがん治療ができなくなった時期と一致することが少なくありません。がんが進行して全身状態が低下している時期に，"介護"と聞くだけで，これから遭遇する自身の状況を悲観してしまう心理状態にあることを考える必要があります。在宅緩和ケアでケアマネジャーは，このような心理状態のがん患者が，自立した生活が難しくなった時期に関わることになるのです。患者は介護が必要な自身の状況から，死が近いことを強く意識し喪失感に苛まされています。そのためケアチームには，慎重な対応が求められます。同時にケアチームの本当の意味での共同作業が重要になる場面です。

> CM　どのような生活を希望されますか？
> 患者　どのようにって，こうして家にいるしかないだろう
> CM　ご家族の負担が大きくなるようでしたら施設という選択もあります
> 患者　何を言っているんだ！　帰れ!!

＊ ゴルフや釣りをしていた生活から"家にいるしかない"状況の患者に，介護や施設の話は不快になる。

　このような時にケアマネジャーから「トイレに行くのが大変であればポータブルトイレを置きましょうか？」「褥瘡を予防するためには…」「訪問入浴は寝たままで…」「ベッドの方が家族の方も介護が楽ですよ」──等々の丁寧な説明を一方的に提案されたら，どうでしょうか？　"トイレにも行けなくなって寝たきりになって，家族に迷惑かけてまで…"と生きる意欲を失わせてしまいかねません。

　患者と家族の状況は主要スタッフ（主治医と中心となる看護師）が一番理解しています。主要スタッフが患者・家族の意向と状況をアセスメントしてケアマネジャーに情報提供できるようにしましょう。医師からケアマネジャーへの情報提供は＜居宅療養管理指導書＞を活用されることをお勧めします。居宅療養管理指導書にはケアマネジャーがケアプランを作成するうえで必要な，患者の病状の変化・精神状態，移動・摂食・排泄・入浴についての介護支援の方法や留意点を記載します。

CM	要介護2の結果が出ていますので，ベッドや車椅子を借りることもできます
患者	今のところ，介護の必要はありません
CM	必要になったら，すぐに用意できますので連絡をください
患者	なんか，そうなるのを待たれているみたい

＊患者は短い余命とわかっているからこそ，今まで通りの変わらない生活を続けられることを願っている。

STAS9　患者・家族に対する医療スタッフのコミュニケーション

　患者や家族が求めた時に，医療スタッフが提供する情報の充実度を評価します。
　患者も家族も医師の説明を理解しないままに病状が進行してしまい，「どうして，こんなことになってしまったのか」と悩み続けている場合があります。緩和ケアを必要とする患者は，緩和ケアを受けるまでに関わった医療スタッフとのコミュニケーションのあり方が，その後の生き方にまで影響を与えていることが少なくありません。今，目の前にいる患者・家族の状況はそれまでの医療・ケアスタッフの関わりの結果です。そのため，実際に受けてきた治療内容を患者と家族が納得できるようにわかりやすく伝えることも緩和ケアチームの大きな役割です。これまでの治療経過を理解し，病気が治らないことを仕方のないこととして納得することは，これから先に起こるであろうもっと辛い状況を受け止めて生きていくことにつながります。
　がん患者にとって医療スタッフからの情報は，よい情報ばかりではありません。患者が聞きたくない，知りたくない情報をどのように伝えていくか，患者の心理状態に配慮して考えてみましょう。
　表2-9に，STAS9のスコアリングを示します。

表2-9　STAS9　患者・家族に対する医療スタッフのコミュニケーション：患者や家族が求めた時に医療スタッフが提供する情報の充実度

0	すべての情報が提供されている。患者や家族は気兼ねなく尋ねることができる。
1	情報は提供されているが，充分理解されてはいない。 （解説：説明・面談は医療者から積極的に行われ十分だが，患者・家族に理解されていない）
2	要求に応じて事実は伝えられるが，患者や家族はそれより多くの情報を望んでいる可能性がある。 （解説：説明・面談に医療者は消極的で不十分である。患者・家族はもっと説明・面談を望んでいる）
3	言い逃れをしたり，実際の状況や質問を避けたりする。 （解説：面談はしているものの，まともな話し合いはされていない）
4	質問への回答を避けたり，訪問を断る。正確な情報が与えられず，患者や家族を悩ませる。 （解説：スタッフが会話・面談を拒否している）

（STASワーキング・グループ編集：STAS-J（STAS日本語版）スコアリングマニュアル第3版．日本ホスピス・緩和ケア研究振興財団，2007より抜粋して作成）

患者	どうしてこんなことに…
Dr	こんなこと…というのは？
患者	点滴だけで何も食べられないです
Dr	食べられない理由は聞いていますか？
患者	すい臓がんは手術して完治したのです
Dr	腫瘍が切除できたということです
患者	手術すれば食事が通ると思っていたのに
Dr	そこが，がんの難しいところです
	何か症状はありますか？
患者	水を少し飲んでも吐いています…
	食べるのは無理ですね
Dr	食べ物の通り道が塞がっているので，食べたり飲んだりすると吐いてしまいます
患者	だからこれ（中心静脈栄養）ですね
	食べられないことに変わりはないけど，話を聞いてもらって，安心しました
	わかってはいても，また聞いてしまうかもしれません

＊ 同じ話を繰り返しできるのは，生きているからで，患者が望んでいる生きるための支援である。

1）患者・家族と最初に関わる時のスコアリングが重要

　これまでに関わった医療スタッフに対する不満を，これから関わるスタッフに話しづらいと思っている患者・家族もいます。しかしがん治療医の説明不足によって，患者・家族が勘違いや誤解していることが少なくありません。がん治療医は病状をきちんと説明していても，患者・家族は"治療をしましょう，と言われたので治ると思っていましたよ"と自分にとって都合のよい理解をしています。しかし，患者も家族も話をしているうちに"がんと言われた時に最初に「治らない」とは言われていました"と冷静に思い出してくれます。

　患者が"医療者の言うことを聞いていれば治る"と信じたい気持ちは理解できますが，そのことで医療スタッフに説明を求めないままに時間が経過してしまうと，緩和ケアを受ける時になって，溜まっていた疑問が頭の中で整理できずに，医療不信だけが残ってしまいます。こうした問題がこれからの療養に大きな障害にならないようにするために，最初に関わる時にこれまでの医療スタッフとのコミュニケーションに患者・家族が満足されているかどうかを，気に止めるようにしましょう。

　スコアが＜2＞以上の場合には，じっくりと話を聞き，これから関わる医療スタッフには遠慮することなく納得のいくまで相談できることを知っていただきましょう。

2）個々の患者・家族によって求めている情報は異なる

　病気の受け止め方や患者と家族との関係，患者の社会や家族の中での役割によっても患者にとって必要な情報は異なります。病態の説明を受けたい患者には，一緒に画像を

見ながらの説明が必要ですし，細かい説明よりも要するに薬は飲んだ方がよいのか飲まなくてよいのかを聞きたい患者には，それに応えます。患者から余命について聞かれた時にも，患者が考えていることを知り，患者が余命を知りたい理由を聞き，抱えている問題を自身で解決できるための情報提供が必要です。

3) ケア提供者のペースではなく患者・家族の求めに応じる

　緩和ケアを受ける患者・家族は，この先に起こることに不安を感じながらも聞きたいことと聞きたくないこととが混在しています。病状が進行すると痛みなどの症状よりも，"動けなくなる"ことが問題になります。患者にとって，それまでできていたことができなくなることは死と直結する辛さです。実際に経験したことのない私たちに想像することはできません。そのため今後起こりうるADLの低下を予測はできても，ケア提供者が先回りして情報提供することは慎重に考える必要があります。患者の方から知りたいことを聞いてきたタイミングで，必要な情報を提供できるようにしましょう。そのためにも患者が気兼ねなく相談できる主要スタッフの存在はとても大きいのです。

3章

STAS-O とそのスコアリング

緩和ケアの質が下がってしまう理由の一つは，チームの連携力の不足にあります。

チームは連携力を高めるために，ミーティングによる計画を立てて実践します。

そしてケアの質に影響を与える経済的な問題や時間の浪費はないか，患者に自己決定力があるか，ケアスタッフやチームリーダーに問題がないかを評価します。

本章ではスコアリングの具体例を紹介しますので，チームの中での役割を意識して読み進めてください。

STAS-Oの日本語訳は筆者によるものです。またSTAS10〜STAS16という表現は筆者が付したものです。STAS-Oについては，付録の英語原文を参照してください。

STAS-Oは，STAS-J（日本語版）には含まれていない7項目（本書ではSTAS10〜STAS16とよぶ）で，チームケアの評価ツールとして，特に有用と考えています。

当診療所では，医師と看護師が一体となったチームで"自律支援"をキーワードに在宅緩和ケアを実践してきました。"患者の自律"だけではなく，家族ケアの目標も"家族の自律"そして患者・家族にケアを提供するうえで"ケアスタッフの自律"を高めることを重視してきました。

また，プライマリーナーシングを実践していくうえで，チームのコーディネーター（チームリーダー）の役割の大きさを実感しています。コーディネーターは患者・家族の心理的・身体的問題だけではなく，生活に影響を及ぼす社会・経済的支援や，これに関わるすべての職種との連携をとりまとめます。これは，残された時間との戦いです。またケアスタッフの不安は患者・家族に影響を与えますので，スタッフの不安に対する助言や指導も重要な役割になります。

在宅緩和ケアを実践し10年が経った頃（2010年）に，当診療所の在宅緩和ケアの基準にほぼ一致する内容のSTAS-O（概要は表1-5＜p.11参照＞）を改めて検討し，導入をすることとしました。STAS1〜16のスコアリングによって，スタッフ一人ひとりが自身の提供するケアを評価し，コーディネーターやほかのスタッフからも評価を受けることで，確実に専門職としてのスキルアップにつながっていると実感しています。

1 STAS10 計画

チームミーティングの必要性はプライマリーナースが判断します。その判断の評価はチームのコーディネーターであるチームリーダーが行います。

STAS1〜9，11〜16のスコアリングをすると，解決に必要な問題が見えてきます。たとえば患者も家族も薬の理解がなく内服管理の方法が検討されていない場合に，STAS1（痛みのコントロール）のスコアが＜0＞であれば，至急の対応を要する問題ではありません。しかしSTAS1のスコアが＜2＞にもかかわらず，痛みのコントロールのための具体的な検討がされていない場合には，至急に対応を決めなければいけないのでSTAS10のスコアは＜3＞となります。

STAS9のスコアが＜3＞の場合のSTAS10のスコアをみてみましょう。

・医師からの説明を患者・家族が求めているにもかかわらず，時間の調整がつかずに計画が立てられていない場合，日時の具体的な設定がされていればSTAS10のスコアは＜1＞。

・患者・家族の意向を医師に伝えてはいるが具体的な日時が決まっていなければスコアは＜2＞。

・患者・家族はすぐに退院したいという状況で時間が切迫しているにも関わらず具体的な日時の設定がされていない場合はスコアが＜3＞。

・患者・家族が求めているにもかかわらず医師から説明してもらうことを計画しないで退院になってしまった場合はスコアが＜4＞。

以上のようになります。

表3-1　STAS10　計画（筆者訳）

患者に生じた難問に対して，求めに応じて患者のためにチームを組織し会議を設定すること

0	完了している，または必要性がない。 （筆者注：計画に基づいたケアが実践されていて，計画修正のための話し合いは必要ない状態）
1	至急ではないが問題解決に向けての計画が必要なものが一つある。すでに着手している場合を含む。 （筆者注：現在は計画に基づいたケアが提供されているが，今後の計画立案が必要な状態）
2	至急の対応を要する問題が一つか，いつか取り組まねばならない問題がいくつかある。問題として話し合った場合を含む。 （筆者注：ケア計画のための話し合いがされていないが，患者・家族はとても困っている状態ではない）
3	至急，重大な決定をしなければならない状態。患者自身が参加できる状態。すでにそうすることを考え始めている場合を含む。 （筆者注：患者自身が今すぐに，何とかしてほしいと解決策を求めている状態）
4	際立った，混乱した，重大な決断を迫られている状態である。にもかかわらず，計画を立てたり会議を設定したりする時間がほとんどない。 （筆者注：チームで話し合う時間がないままに，患者の病状の悪化や死が差し迫っている状態）

表3-1に，STAS10のスコアリングを示します。

　緩和ケアは医療者だけではなく，宗教家や芸術療法家などが参加する場合もあります。介護職やボランティアとの連携も必要です。生活保護を受けている場合や障害などでの福祉行政との関わりもあります。在宅では患者・家族に関わるケアマネジャー（**CM**）がいます。

　しかし，患者・家族の一番近くにいるのは看護師です。とくに治らない病気を抱えて生活している患者にとって，病状を理解したうえで今できることを一緒に相談できる看護師の役割は重要です。この看護師（プライマリーナース）がコアとなるチームの緩和ケアを受けられたら，最期を迎えるその時まで患者は自分らしい生を全うできるのではないでしょうか。

　STAS10では患者・家族の状況に応じて，遅れることなくミーティングを計画できているかを評価します。ケアスタッフが専門職の視点に基づき，実践に結びつけるためのミーティングを行うことで患者の願いを叶えることが可能になります。

患者　12時間おきの薬（ベース）は効かないので飲んでいません

　　　もう一つの痛み止め（レスキュー）は効くけど，もうないから痛くて，痛くて

CM　「もうない」というのは？

患者　10個しかもらっていなかったから

CM　外来受診の予定はいつですか？

患者　痛くて行けません，何とかしてください

＊　患者が何とかしてほしいと解決策を求めている。

　薬の理解がない，痛みがある，薬がない，病院に行けないなど複数の問題を抱えているので，早急にチームミーティングでの計画立案が必要（**STAS10▶▶3**）。

2 STAS11 実質的支援

STAS10では，チームミーティングによる計画の必要性を評価しました。

次にSTAS11では，実質的支援の緊急性を評価します。

たとえば，服薬に関する問題が生じている時に，患者の認知・判断力や見当識の低下によるものなのか，服薬に必要な水などの準備ができないからなのか，嚥下力の問題なのかによって，実質的支援の内容は異なります。看護師あるいは（訪問）薬剤師による支援が必要なのか，訪問介護が必要なのか，その支援がないために患者・家族に困難が生じていないかを評価します。

以下，具体的にみていきましょう。

・たとえば，薬剤師の支援の必要性を評価する時に患者自身で服薬管理が困難な場合でも家族・看護師で対応ができて，ほかにも解決が必要な問題がなければ支援は不要なのでSTAS11のスコアは＜0＞。

・薬の管理について家族（病院では看護師）が困難であっても定期的な（訪問）薬剤師の指導（支援）で問題解決が可能であれば，緊急性はなく，なんとかやっていける状況であれば，スコアは＜1＞。

・（訪問）薬剤師の定期的な支援だけでは服薬ができず，服薬時の見守りのほかに移動介助等の複数の支援が必要な場合のスコアは＜2＞。

・嚥下の問題が生じている場合には医療的な支援が必要になります。看護師が嚥下力を評価し，誤嚥時の対応などの応急処置によって状況の改善が期待できる場合のスコアは＜3＞。

・現在関わっているケアチームの提供する支援によって解決されることがなく，在宅療養中の患者・家族が入院または別のケアチームによるケアを希望された場合のスコアは＜4＞。

表3-2にSTAS11のスコアリングを示します

表3-2　STAS11　実質的支援（筆者訳）

実質的支援を追加する必要はあるか，実質的支援がないために患者や家族に困難が生じていないか

0	支援は不要。（筆者注：患者と家族で対応可能でありケア提供者が関わる必要がない状態）
1	1項目は必要な支援があるが，緊急性はなく何とかやっていける状態。 （筆者注：現在の提供されているケアに満足している状態）
2	患者や家族が何らかの困難を抱えていて，1項目の支援が至急，たとえば翌日必要な場合，あるいは2～3項目の支援がなるべく早く必要な場合。（筆者注：できるだけ早くケアの提供が必要な状態）
3	支援がとても必要な状態で，応急処置が可能な場合。（筆者注：今すぐ，実践的支援が必要な状態）
4	根本的な支援なくしては患者が機能しえなくなっている状態。 （筆者注：現在のケアチームの支援では，どうにもならない状態（入院・転院・鎮静））

（筆者注）それぞれの専門職は個々に実質的支援の必要性を評価する。チームリーダーは関わるすべてのスタッフの支援の必要性を評価する。

患者・家族が困難に直面し生活に支障をきたさないように，実質的支援の必要性を評価します。支援の内容は多岐にわたりますが，医療的な支援はその中核をなすものです。

患者と家族が安心して自宅で生活していくためには，あるいは入院生活を続けるためには，定期的な診療による計画的で継続的な医療の関わりが必要です。医療的な判断のもとに関わる職種が適切なケアを提供することで，病状が変化しても落ち着いた(在宅)療養の継続は可能になります。

家族	入院前は歩いていたけど，トイレにも行けない
患者	尿の管が入っているからいかなくても大丈夫
家族	痛いと言われても，何もできない
患者	注射のボタンを押すから大丈夫
Ns	尿を袋から捨てることができますか？
家族	それはできます
Ns	今日はそれで十分です
	明日から一緒にやりましょう

＊ 実質的な支援の必要性も患者と家族の話から評価する(STAS11▶▶2)。

3 STAS12 経済的支援

医療や介護サービスを受けるために経済的な支援の必要性を評価します。薬代に困って痛みを我慢する患者もいることを忘れてはいけません。生活に支障をきたす問題が生じている場合には，制度や公的機関，人的資源などの社会資源を活用した支援が必要です。たとえば身体障害者手帳の交付を受けている場合には，医療費の助成や，障害があることで必要になる日常生活用品を購入するための助成があります。生活保護による医療扶助，介護保険制度で利用できる看護・介護サービスや福祉用具等については，サービスを受けられるように相談・支援が必要です。

緩和ケアは病院でも在宅でも公的医療保険(健康保険)の保険診療で受けられます。

・必要な経済支援を受けている場合のSTAS12のスコアは＜0＞。

・受けられるはずの支援を知らずに手続きをされていない場合には，説明によって患者家族が自分たちで問題解決ができればスコアは＜1＞。

高額療養費制度も限度額適応認定証も自ら申請が必要です。

・制度の説明をしても患者・家族で手続きができない，または期限が切れてしまっている場合のスコアは＜2＞。

・病気治療中に仕事を辞めてしまい収入がなくなっただけではなく，国民健康保険への加入手続きが患者・家族にできない等の複数の支援が至急に必要な場合のスコアは＜3＞。

・退職時に国民健康保険への加入手続きをしないと治療にかかる費用は保険適応外で全額自己負担になってしまいます。そのために必要な医療ケアが受けられていない場合のスコアは＜4＞。

表3-3　STAS12　経済的支援（筆者訳）

公的支援やボランティアによる支援の必要はあるか，経済的支援がないために患者や家族に困難が生じていないか
ボランティア組織などからの経済支援や資金供与を含む

0	必要な経済支援はすべて受け取り，適切に管理できている。（筆者注：経済的に何の問題もない）
1	得るべき経済支援が一つあり，患者と家族は問題解決が可能である。 （筆者注：利用可能な経済支援の情報を提供すれば，患者と家族で対応できる状態）
2	至急一つの経済支援が必要であるか，いくつかの経済支援を得るべき状態にあり，患者と家族は問題解決に難渋している。（筆者注：利用可能な経済的支援はあるが，患者と家族では対応ができない状態）
3	至急いくつかの経済支援が必要で，患者と家族では解決困難な状態。 （筆者注：患者と家族は途方に暮れていて，今すぐ経済的支援が必要な状態）
4	患者と家族では経済的な問題が解決できず，いくつもの経済支援が必要であるが，何も提供されていない状態。（筆者注：経済的な支援がなく医療・ケアが提供されていない状態）

表3-3にSTAS12のスコアリングを示します。

STAS13　時間の浪費

　患者・家族が残された時間を無駄なく有効に使えることを意識してスコアリングします。がん終末期で問題となる時間の浪費は，効果のないことがハッキリしている治療の継続，がん治療医から緩和ケア医への主治医の変更時の問題，在宅移行時の介護保険制度に関わる問題があります。たとえば以下のようになります。

- 余命1か月の診断で2週間の検査入院はスコアが＜4＞。大変な問題と認識しなければいけません。
- 全身状態が低下した状況で在宅緩和ケアの準備をするための入院もスコア＜4＞。病院の緩和ケアチームが考えなければいけない問題です。
- 在宅療養中に必要な介護サービスを1日以上待たされるのはスコア＜3＞。
- 在宅緩和ケアの場合，在宅医に紹介されてからも患者の希望しない外来受診の予約があると半日～1日の無駄な時間を費やすことになりますのでスコアは＜2＞。
- 外出が負担になる状況で調剤薬局にいかなければならない場合のスコアは＜1＞。

表3-4にSTAS13のスコアリングを示します。

　終末期の患者と家族にとって時間は貴重な財産です。約束した時間を守った対応ができているか，聞き違いや思いこみによる話のズレによって患者を待たせていないかを常に意識することが大切です。無駄な時間を費やさずに必要な支援を最短時間で提供するためには，チームで関わることで生じる問題を解決する必要があります。情報の共有がされていないことによるスタッフ間の対応のズレも患者・家族にとっての時間の無駄です。

表3-4　STAS13　時間の浪費（筆者訳）

患者が望まない検査や診療のために時間が無駄に使われていないか

0	無駄な時間はなかった。（筆者注：患者・家族の期待通りの時間が過ごせている状態）
1	1〜3時間の無駄；たとえば患者を疲れさせてしまった処方箋をもらうための外出。 （筆者注：半日以内ではあるが無駄な時間を過ごさせてしまう状態）
2	半日から1日の無駄；たとえば外来の受診。（筆者注：1日を無駄に過ごさせてしまう状態）
3	1日以上の無駄；たとえば約束した日に提供できなかったケアがある。 （筆者注：1日以上を無駄に過ごさせてしまう状態）
4	2日以上の無駄；たとえば不要な入院や入院の延長，利益のない入退院の繰り返し。 （筆者注：2日以上を無駄に過ごさせてしまう状態）

＊マイケアプラン[16]

　貴重な**時間を有効に**使うための一つの方法として紹介します。

　介護保険制度では，介護サービスを利用する際にケアプランの作成が必要です。一般的にケアマネジャーがその役割を担うわけですが，希望するサービスを利用するまでに，ケアマネジャーとの契約・ケアプラン作成の届け出・サービスを提供する事業所への連絡・サービス提供事業所との契約・サービス担当者会議・ケアプランの作成，という手順になります。問題はサービスの追加や変更のたびにサービス担当者会議という時間を作らなければならないことです。在宅緩和ケアを受けているがん終末期患者は短い期間で状況が変わるので，現実的な仕組みではありません。

　ここで紹介するマイケアプランは，ケアマネジャーにケアプランの作成を依頼せずに，自分でケアプランを作成する方法です。行政（介護保険室）にケアプランを自分で作成することを届け出て，あとは各サービス提供事業所との契約でサービスを受けることができます。ケアマネジャーを介することなく，サービス提供事業所との連絡でサービスを追加したり変更したりできるので時間的なメリットは大きいと考えています。とはいっても，患者が自分でケアプランを作成するのは大変です。そこで関わるチームの主要スタッフが必要なサービスをコーディネートできれば，必ずしもケアプランを立てるのはケアマネジャーでなくてもよい，という考え方です。

　がん終末期の患者に介護サービスが必要になった時点で，ケアマネジャーが関わるために問題が増えることは前述（2章⑧STAS8の3）＜p.36参照＞）しましたが，必ずしも個々のケアマネジャーの資質によるものではありません。介護保険制度の縛りの中で，がん終末期のケアプランを作成することはケアマネジャーにとって大変なことなのです。自己作成の方法をとることで，介護保険制度によって縛られることなく，時間を大切にしながら上手に介護サービスを利用することにつながると考えています。

5　STAS14　スピリチュアル

　がん患者は，病気の進行や治療の終了，短い余命を伝えられるなど，自分の死を自覚しなければならない辛い状況を経験します。このような強いストレスをきっかけに，今ここに自分が存在しているという現実感が失われ，自分が自分ではないような感覚をも

ちます。

　"なぜ，自分だけが死んでいかなければならないのだろうか""自分の人生はいったい何だったのだろうか"という自己の存在意味や価値への問いかけ，疑念がスピリチュアルペインとよばれています。

　これまで生きてきたことの意味に悩んでいる患者に医療者として，どのようなケアが提供できるでしょうか。寄り添うケアと言われていますが，医療者として何ができるのかを考える必要があります。医療者として患者に寄り添うこととは，患者が病状を認識し自身の置かれている状況を理解し受け止められるようにすることです。

　病状が進行してもなお，現実感をもって自分自身を保ち，自分らしく存在する（自律）ことで，生きる喜びを感じられます。

- これまでの人生や現在の家族，友人や医療者の関わりに満足し，自身の生活を現実的に考えて自分で決められている場合のスコアは＜0＞。
- 病気が治らないことは理解していても，"よくなる薬はないのかな，手術はできないのかな"と言いながらも自分で仕方のないこととして受け止めていて，現実的な行動がとれている場合のスコアは＜1＞。
- 治す治療がないことを納得できず悩み続け，現実の自分に自信がもてずに生活が滞ってしまっている状況のスコアは＜2＞。
- 病気になったのは何か悪いことをした結果ではないかと強い罪悪感があり，自身では解決ができない問題を抱え，実際には存在しない相手との内的な紛争が続き悩んでいる（せん妄）状態のスコアは＜3＞。
- 罪悪感と予期不安によって取り乱している病的な状態であり，状況を改善するための治療が必要な危機的状態はスコア＜4＞。セデーションの適応が検討されてしまうかもしれません。

患者　この頃，言い間違えることが多い

Ns　たとえば？

患者　ここ（頭）に浮かんでいる言葉が，口から出た時に，ここ（頭）とは違う言葉になっている

家族　"葛根湯"っていうのは，ロキソニンのことだったりね

患者　そうそう，しようがないねえ　　　　　　　　　　　　　　STAS14▶▶1

＊ 患者の対応力が，どんなに低下しても，理解してくれる人がいれば，自分に自信が持てなくても，自分らしく存在できる。

表3-5 STAS14 スピリチュアル（筆者訳）

自律支援の必要はあるか，自己の存在意義の喪失により感情や問題をコントロールできないために患者や家族に困難が生じていないか

0	自己に対しても世間に対しても満足しており，疾病に対して罪の意識や罰だという意識がない状態。自分を卑下しすぎたり，あきらめきったりしていない状態。
1	時に自己の存在意義に疑いをもっていたり，非現実的な期待をしている状態。 患者は自分自身でこのような感情や問題をコントロールできている状態。
2	自己に対する疑念にとらわれ時に悩んでいる状態。疑いの状態。 患者は自分自身でこのような感情や問題をコントロールできない状態。
3	自己に対する疑念にとらわれ，罪悪感にさいなまれている状態。 たとえば悩み，葛藤し，戸惑っている状態。
4	自己に対する疑念や信じる者を裏切った罪悪感に心がかき乱された状態。 どうすれば今の状態から抜け出せるのかわからず混沌とした状態。 危機的で問題を解決できず，折り合いをつけることもできず，身体症状や感情的な問題が表出した状態。

　表3-5に，STAS14のスコアリングを示します。

　STAS14（スピリチュアル）は "患者の自律" に関わる評価項目です。

　原文を読めばspiritualという言葉を使っているので，本来的にはスピリチュアルに関わる評価です。STASのほかの項目は，英文にしても邦訳文にしても書いてある内容はほとんどがそのまま素直に理解できます。しかしSTAS14については日本語での解釈が難しく，どのように位置づければよいのか日本での活用には議論が必要です。

　spiritual（スピリチュアル）は緩和ケアの根幹に関わる概念であるという認識は共有されていますが，同時にスピリチュアルという表現が日本の緩和ケアを難しいものにしています。その理由は，目に見えないものがケアの対象となるため実践に結びつけにくいことです。

　緩和ケアに関わるスタッフの中には，スピリチュアルという言葉をお題目のように唱える人もいます。しかし，「あなたのいう，スピリチュアルケアとは何ですか」と問いかけると，沈黙してしまいます。スピリチュアルケアに限らず，緩和ケアの用語を概念の世界で考えるのではなく，患者を目の前にしたときにどのように活用するのか，という視点が大切です。

　筆者らは緩和ケアを提供する基盤を "自律支援" に置いています。**自律とは， "自分自身の状況（病状，身体精神的状態）がわかり，問題解決のために自身の価値観に基づいて判断ができること"** です。

　STAS14のスコア0〜4の注釈は，筆者が考えている "自律" にきわめて近く，自分自身の問題を解決する力があるかどうかという視点で解説されています。このように考えるとSTAS14（スピリチュアル）を，実質的には自己決定力に関わる評価項目とみることは，この項の趣旨に沿っていて理解を共有しやすいと考えています。具体的なケアのプランを患者と一緒に立てるためには，患者の精神・自己決定力が保たれていることがきわめて重要です。

患者から"ずっと苦しんでいます"と電話があり往診する。

家族 "歯垢がとれない"って，ずっと歯ブラシをしてたり，鏡で見たり"歯医者に行く"と言い出した

患者 歯を抜いてもらおうと思って

Dr これは歯垢ではなくて歯肉がやせて，歯の形が変わっているので違和感があるのでしょう

家族 何度も大丈夫だからと言っても聞き入れなくて

患者 歯垢で死ぬことはありませんか？

Dr ありません

患者 先生に電話してくれって言っても，"歯だから違う"とか言われて，ずっと苦しんでいた。この苦しみをわかってくれないから，もう死んでもいいやと思っちゃった　　　**STAS14▶▶3**

＊ 健康な時であれば容易に判断できることが，死を意識すると自分の感情をコントロールできなくなる。自身を苦しめている理由が些細なこと（この場合は歯垢）とわかっているほど戸惑いは大きく，自信を持てなくなる。

1）スピリチュアルケアと自律支援

　　人間は自分の死を目前にすると，それまでの人生を振り返り，家族や職場にとって自分は価値のある人間だったのかと考えます。しかし，死を意識したときに残されている時間が短い場合や，死を現実のこととして考えないままに衰弱し何もできない状況になってしまうと，環境変化に適応できずに混乱してしまうことがあります。

　　病気が治ると信じて治療を受けている患者は，自身の考えや日常的な都合よりも医師の判断に任せ指示に従った療養生活をしています。しかし，治療によって今以上の回復の見込みはないと判断されたときに，それまで誠実に治療を受けてきたにもかかわらず期待した結果が得られないことに落胆し，自分自身をも見失ってしまいかねない心理状態に陥ることがあります。その時期が排泄・入浴などの基本的な日常生活が困難になる状況と重なった患者は"治療がない"ことを受け止め，心の安定を図ることができないままに"介護を受ける"ことを考えなければなりません。このような心理状況にあることをケアチームが配慮しなければ，患者の尊厳は損なわれ，自分のことについて判断ができなくなり，罪の意識や罰せられる感覚にとらわれることもあります。回復の期待をもてない患者が心穏やかに終末期を過ごすためには，医療的な判断を押しつけることなく，すべてのことについて患者が自身の置かれている状況を理解できるように情報を提供し，自己決定を可能にするための支援が必要です。

　　話を聞いてくれる人がいる，と思えると"大切にされている"と感じることができます。終末期において，人は"大切にされている"と感じられることで，それまでの人生を肯定でき，心穏やかな時間を過ごすことができるのではないでしょうか。まさに自律支援はスピリチュアルケアそのものといえます。

2）スピリチュアルと患者中心のケア（patient centered care）

　　STAS14，スピリチュアルケアがケアチームの活動に関する項目（STAS10〜16）に入っ

ている理由は，患者がケアチームの一員だということを強く打ち出しているからです。すなわち，Higginsonが考えている緩和ケアの核心（patient centered care）を表現しています[17]。患者がケアチームの一員として機能するためには，1）で述べたように患者自らが自らの意志を明確にすることが必要です。

　患者は，自律あるいは自己決定（decision making）ができること，自身を保っている状態，言い換えるとアイデンティティの維持がチームの一員として機能するための前提になります。アイデンティティはスピリチュアルと密接な関わりがあることを拙著「その鎮静，ほんとうに必要ですか」[13]で論じました。

6　STAS15　医療スタッフの不安

　ここではスタッフの不安の強さだけではなく，それが患者と家族に影響を与えていないかを評価します。

- スタッフが一人では患者・家族に対応する不安があってもほかのスタッフが同行することで患者と家族への影響がなければスコアは＜1＞。
- 指導するスタッフが同行しても一人のスタッフの不安が患者と家族に影響を及ぼしやすい状態のスコアは＜2＞。
- スタッフが自身の不安から患者に質問を繰り返し行う，必要以上にバイタルサインを確認する，聴診するなどによって，患者が身体的な変化を気にしてコールが頻繁になるなど落ち着かなくなってしまう場合のスコアは＜3＞。
- スタッフが不安から患者・家族と関わることを拒否する場合のスコアは＜4＞。

Ns　（医師に）SpO$_2$が88％です。（患者に）苦しくないですか？

患者　動いた後はハアハアします。肺に転移したのでしょうか？

Dr　動いた後に息がはずむのは特別なことではありません

Ns　（医師に）酸素吸入の準備をしますか？

患者　酸素をしないと死んじゃう状態ですか？

Dr　健康な時と比べれば酸素の取り込みが十分ではないけど，問題ありません。

　　　酸素吸入よりも動き方を工夫しましょう

＊　不安を抱えた看護師の言動によって，不安を強くした患者はコールが頻繁になることが予測される（STAS15▶▶2）。

　表3-6に，STAS15のスコアリングを示します。

表3-6　STAS15　医療スタッフの不安（筆者訳）

スタッフの不安が患者と家族に影響を与えていないか

0	なし
1	スタッフの一人が不安をもっている状態。患者と家族への影響はない。
2	一人以上のスタッフが不安をもっており，患者と家族に影響を及ぼしやすい状態。
3	複数のスタッフがストレスを抱えており，患者と家族に不適切な対応がみられ，その結果として，患者・家族からの電話が頻回になっている状態。
4	スタッフは患者をどこかに連れて行ってほしいといった心理状況にあり，患者・家族に不適切な入院や施設入所を勧めることが頻繁にあり，統制を失った状態。

　患者と関わる際に"何か聞かれたら，どうしよう""死にたい，と言われたらどうしよう""うまくできるだろうか"等のスタッフの不安は患者・家族に影響を与えます。死を現実のこととして意識している患者の話題は"死"にまつわる話になるのは当然といえます。しかし，スタッフ自身の辛さから患者の話を避けたいという気持ちがあると，それは患者に伝わり，患者は話をしなくなってしまいます。

　また知識や技術に自信がもてないスタッフの言動は患者・家族の不安を増強させるので，スタッフには確実な知識と習熟した技術に基づく誠意のある対応が求められます。

7 STAS16 スタッフへの助言・指導

　ケアチームのリーダーがスタッフへの助言の必要性を患者・家族の状況から評価します。患者・家族の重大な問題をチームリーダーが認識していなければ，スタッフへの助言も指導も行われません。その結果，患者・家族は別のケアチームのケアを求めて自宅から病院，入院していれば転院を希望します。この場合のスコアは＜4＞です。

- ・定期的なチームミーティングでの指導・助言で，スタッフ全員が患者・家族へのケアを提供できている場合のスコアは＜0＞。
- ・1週間以内にスタッフへの指導・助言が必要であるが，その間に患者・家族からの問い合わせやコールがなければスコア＜1＞。
- ・指導・助言が不足しているために，患者・家族へのケアを提供できないスタッフが一人でもいる場合や複数のスタッフがケア計画を立てられない場合のスコアは＜2＞。
- ・指導・助言が不足しているために，複数のスタッフが患者・家族へのケアを提供できずに困っている場合のスコアは＜3＞。

　表3-7に，STAS16のスコアリングを示します。
　緩和ケアに関わるスタッフは多職種であり，医療スタッフの看護師においても経験や個々の能力・実力は異なります。そのため，スタッフが専門性の高い知識や技術を提供するための相談・助言を適切に行うことがケアチームのリーダーの役割になります。常

表3-7　STAS16　スタッフへの助言・指導（筆者訳）

スタッフへの助言・指導が適切なタイミングでなされているか

0	追加の助言は不要。
1	スタッフの一人が1週間以内に助言を必要としている。
2	スタッフの一人が1〜2日以内に助言を必要としている。あるいは複数のスタッフが1週間以内に助言を必要としている。
3	何人かのスタッフに今すぐ，あるいはできるだけ急いで助言する必要がある。
4	患者・家族の重大な問題が，ケアチームのリーダーに認識されていなかった。

に病状が変化していく患者や死期が近づいている患者に関わるスタッフは心理的な負担を抱えていることが少なくありません。スタッフが一人で問題を抱え込んでしまわないようにするためには，助言・指導のタイミングがあります。個々のスタッフの状況に気づき，いつでも必要な時にスタッフが相談できるチームリーダーが求められます。スタッフからの信頼を得るためには，"患者・家族に必要なケアが提供されないのはスタッフに問題があるのではなく，指導者が適切な指導が行えていないから"と認識することです。

　その時に必要なケアを翌日に延ばすことなく，その場で提供するためには高い専門性が必要です。スタッフへの助言・指導もタイミングを逃すことなく実践していきましょう。

4章

STASの実践と活用

本章では，SOAPと連動させてSTASの実践的活用を解説しています。

患者の話（Sデータ）と客観的な情報（Oデータ）からアセスメントし，プランを立て実践し，その結果を評価します。

実践は患者の語った言葉（ナラティブ）に始まり，患者の語った言葉（ナラティブ）で評価することの繰り返しです。

そのため患者・家族の話をうまく聞けるかどうかが鍵となります。

ここまで述べてきたことを頭におきながら，いよいよSTASの実践的活用のために理解を深めることにいたしましょう。

緩和ケアにおいて全人的ケアの考え方は周知されていますが，実践するための具体的な道標は示されていません。また緩和ケアの教育の中でも，同様です。医学教育の中では病気の原因，治療のためにほとんどの時間が割かれており，トータルペイン・全人的ケアについては総論の域を出ていないのが現実です。また看護教育の中では，様々な理論の活用が紹介されていますが，残念ながら学んだ理論を実践の場で活用している看護師は少なく，日々の顕在化した問題の対応に追われているのが現実ではないでしょうか。これは理論から実践へのアプローチの方法が見出せないからです[18]。

筆者らは，トータルペイン・全人的ケアを実践するためのツールであるSTASの活用を積み重ねる中で，その時の問題をその場で患者と共有し解決していけることを実感してきました。

STASは患者の抱えている問題・苦悩を全人的に評価できるように設計されており，STASを適切に活用することで，患者の状況を評価し，解決するためのケアの方針を明確にできます。

本章では，STASの活用について以下の順に沿って，解説していきます。

> 1. スコアリング(ケアの評価)の根拠を明確にする
> 2. スコアリングの根拠は，患者が語った言葉(ナラティブ)に基づく
> 3. 生活に支障をきたしているかどうかの視点でスコアリングする
> 4. 記録はSOAP[19]形式を採用し，STASと連動させる
> 5. スコアリングは，チームカンファレンスでの話し合いをもとに行う

①　スコアリング(ケアの評価)の根拠を明確にする

ケアの評価を数字で表現(スコアリング)しますが，この時に最も重要なことは，スコアリングの根拠を"コメント"として記載することです。

具体例をあげてみていきましょう。

1) STAS1(痛みのコントロール)をスコア<1>としたときのコメント例 ───────

たとえば，STAS1の痛みをスコア<1>とスコアリングし，コメント欄に"背中の痛みはオプソ(モルヒネシロップ)を服用して楽になりました"と患者が話されていた，と記載しておくと，痛みはあるけど処方されている薬の効果がありレスキューがうまく使えていることがわかります。医療者以外のケアスタッフにも，背中の痛みがあること，オプソ(モルヒネシロップ)が処方されていること，痛い時に服用すれば楽になる，という患者の状況が理解できます。

*スコア<1>　時折の，または断続的な単一の痛みで，患者が今以上の治療を必要としない痛みで

ある。（解説：現在の疼痛マネジメントに満足している。）

2) STAS2（痛み以外の症状）をスコア＜2＞としたときのコメント例

　　たとえば，STAS2（痛み以外の症状）をスコア＜2＞とスコアリングし，コメント欄に"しゃっくりが続いて眠れないのですが，何かよい方法はありますか"と患者が話されていた，と記載しておくと，しゃっくりが原因で不眠は結果であること，対策を求めているが必ずしも薬を希望されていたのではないこともわかります。

　　数字だけでは，どのような症状が患者の生活に支障をきたしているのかがわかりません。あるスタッフは，しゃっくりでスコアリングし，別のあるスタッフは不眠に着目しているかもしれません。複数の症状を一つ一つ評価するということではなく，"**患者は今，どのような症状があることで生活のどこが困っているのか**"を意識しましょう。スコアリングするケアスタッフが同じ視点をもつことが必要です。また，同じスタッフがスコアリングする場合にも，スコアリングの根拠を明らかにしておくと，その時々での感覚的なスコアリングになることを避けられます。

　　　　スコア＜2＞　中程度の症状。時に調子の悪い日もある。病状からみると，可能なはずの日常生活動作に支障をきたすことがある。（解説：薬の調整や何らかの処置が必要であるが，それほどひどい症状ではない。）

3) STAS3（患者の不安）をスコア＜3＞としたときのコメント例

　　スコア＜3＞は日常生活に著しく支障をきたしている問題があり，早急な対応が必要な状況ですので，コメント欄には早急に対応が必要な理由を記載します。たとえば"骨折すると言われてから不安で動けなくなったと話され，全身の過緊張状態"また"強い不安で眠れず傍にいてほしいと頻回なコール"という記載があれば，ずっと看護師が患者の傍を離れられなかった理由がわかります。適切なケアが提供されなければ＜3＞のスコアが下がらず，チームスタッフが患者の傍から離れることはできません。

　　　　スコア＜3＞　しばしば不安に襲われる。身体面や行動面にその徴候が見られる。物事への集中力に著しく支障をきたす。（解説：不安のために，動悸や息苦しさなどの身体症状が見られることがしばしばある。日常生活を送ることはできるものの，支障をきたしている。）

4) STAS4（家族の不安）をスコア＜4＞としたときのコメント例

　　スコア＜4＞は対応困難な状態でケアチームの変更が必要な状況です。たとえば"家族の不安を緩和できず，家族はみていられないと入院を希望された"とコメント欄に記載することで，ケアチームに何が不足していたために入院（ケアが中断された）となったかをチーム内で共有できます。スコア＜4＞にならないようにスコア＜3＞までの段階で，しっかりとコメントを記載し，チームで問題解決に向けたケアを提供できるようにしましょう。

　　　　スコア＜4＞　持続的に不安や心配に強くとらわれている。他のことを考えることができない。（解説：常に不安状態である。病的であり，日常生活ができない。）

5) STAS5（患者の病状認識）をスコア＜3＞としたときのコメント例

　　STAS5（患者の病状認識）のスコアを＜3＞と数字で表現するだけでは，患者がどのよ

うに病状を認識しているのかは不明です。"がんは治らなくても5～6年は，このまま大丈夫じゃないかな"と患者の認識がわかる記載がコメント欄にあると，その後の患者の認識の変化を評価できます。コメント欄に"今年の暮れまで，もつかな"という記載がされるようになると，STAS5（患者の病状認識）のスコアを＜2＞に下げた根拠として理解できます。

　スコアリングの根拠をコメントとして記載することで，情報が共有され，多職種が関わることによって焦点が散漫になることを防ぎ，合理的・建設的な連携ができます。

　　*スコア＜3＞　非現実的に思っている。例えば，予後が3か月しかない時に，一年後には普通の生活
　　や仕事に復帰できると期待している。（解説：病状の認識が非現実的である。社会復帰できる位ま
　　での回復が可能だと考えている。）

② スコアリングの根拠は，患者が語った言葉（ナラティブ）に基づく

　STASのスコアリングでは根拠を明確にすることが重要であると前述しましたが，根拠の基本は患者が語った言葉（ナラティブ）に基づくものが中心となります。

　どのようなツールを使う場合にも共通理解として大切なことは，**緩和ケアはNBM（Narrative Based Medicine）である**ということです。患者の話を受け止めて緩和ケアに活かすためには，コミュニケーションスキルの向上が欠かせません。コミュニケーションスキルで一番重要なことは，聞き手の肯定的なリアクションです。患者が"聞き手に伝わった"と感じることで，患者の"語り"は続きます。

　患者とのコミュニケーションの中で，患者が語った言葉（ナラティブ）をスコアリングの根拠としてコメント欄に記載することを徹底することで，スコアリングするスタッフの感覚的・主観的な評価を防ぐことができます。**聞き手が患者の言葉を要約することなく，専門用語に置き換えることなく，そのまま記録することを心がけましょう。**

患者　食べると，痛くなる感じがします

Ns　「食べると痛くなる感じ」があるのは，どの辺りですか？

患者　肝臓のがんがあるのは，この辺りですか？
　　　食べると痛くなる感じがするのは，破裂しそうなのかな

Ns　「破裂しそうなのかな」と思いながら食べているのですか？

患者　もう少し食べようとしても，破裂したらと思うと怖いよね

Ns　怖いですけどそう簡単に破裂はしません

患者　じゃあ，痛みがなければ食べてもいいですか？

Ns　痛くても食べられるのであれば問題ありません

1) 患者の言葉をそのまま記録するために

患者が"食べると痛くなる感じがします"と言うと，「食後に腹痛あり」と要約して記載していませんか

「食後に腹痛あり」と記載すると，STAS1（痛み）のスコアリングになります。患者の話をもう少し聞いてみましょう。患者から"がんがあるのはこの辺り？　肝臓が破裂するって言われた。食べると痛くなる感じがするのは破裂しそうなのかな"という話が聞けるかもしれません。その話から「肝臓が破裂すると言われた」ことが患者の気がかりとなっていることがわかります。

「"破裂しそうなのかな"と思いながら，食べているのですか？」と聞いてみると，"もう少し食べようとしても，破裂したらと思うと怖いよね"と，患者が症状の変化に不安を感じていることが患者の言葉で表現されました。痛みの問題よりも肝臓の破裂を恐れて不安で食事がとれないことがわかります。

ここまで話が聞けると，STAS3（患者の不安）とSTAS5（患者の病状認識）のケアが不足していたことがわかります。このように患者が"痛い"と表現した時にはSTAS1（痛みのコントロール）のほかに，STAS3（患者の不安）とSTAS5（患者の病状認識）のスコアリングが同時に必要です。

患者が"気分が悪い"と言うと「吐き気がある」と置き換えてしまうことはありませんか

患者の家に訪問した看護師から電話で「吐き気があるそうです」と報告を受けることがあります。すると，傍にいる患者さんの声が電話口から聞こえてきます。"吐き気なんかないよ，気分が悪いって言ったんだよ！"と，看護師の報告を訂正しています。

"気分が悪い"というのはどのようなことかわかりますか？　ごく普通に使われる言葉です。聞き手は，実際の会話の中で自身が感じた意味で理解する傾向にあります。その表現の一つが「吐き気がある」と置き換えることです。一度置き換えると，患者の意図はどうあれ，聞き手である看護師の認識"気分が悪い＝吐き気"が変わることはありません。

しかし，"気分が悪い"という言葉をそのまま受け止めると，「気分が悪いというのはどういう意味？」「何に対して気分が悪いの？」あるいは「誰に対して気分が悪いの？」などいろいろな解釈で考えることができ，患者と話をする時に患者の意図はどこにあるのかに関心をもつことができ，看護師の思い込みを防ぐことができます。

患者　気分が悪い

Ns　気分が悪いというのは？

患者　毎日すっきりしない気分…治らないのはわかっているんだけどね…

食べられないって言っているのに「食べろ，食べろ」って，言われる

（看護師に向かって）昨日も話したでしょ！

もしかしたら気分が悪いのは気持ちの問題で，吐き気ではないということで，「話の通じない看護師に"気分が悪い"」ということかもしれません。

2) スコア＜7＞としたときのコメント例

スコア＜7＞は情報の不足のために評価ができないときのスコアです。スコアリングの根拠は患者（家族）の語った言葉に基づくので，情報がないままでスコアを＜0＞〜＜4＞とするよりは，＜7＞とした方が，情報の不足で評価ができないという事実をチームで共有できます。しかし，スコアリングに必要な患者（家族）の話が聞けていないことを意味しますので，いつまでたってもスコア＜7＞のままでは，ケアに結びつきません。なんとか話が聞けるように頑張りましょう。

3) スコア＜8＞としたときのコメント例

スコア＜8＞は家族がいないため，家族に関する項目を評価できない場合です。この場合は評価ができない理由をコメント欄に記載します。一人暮らしや親類がおらずスコアリングの必要がない場合には「スコアリングが必要な家族は不在」とコメント欄に記載します。また「スコアリングが必要な家族はいるが病院への面会がないために評価ができない」という記載があれば，スコアリングは必要というチーム内での合意になります。そしてスコアリングするために家族に会う機会をつくることを検討します。

4) スコア＜9＞としたときのコメント例

スコア＜9＞は認知状態や深い鎮静により評価ができない場合です。コメント欄には，"認知症のためにスコアリングができない""深い鎮静のためにコミュニケーションがとれずスコアリングができない"と記載すると，スコアリングができない状態である理由をチームで共有できます。

③ 生活に支障をきたしているかどうかの視点でスコアリングする

日常生活の中で何が問題になっているのかを具体的に把握しなければスコアリングできません。

"夜は何度も目が覚めるって言ったら睡眠薬が処方されたのです"と困ったように話された患者がいました。医師は"不眠"と判断して睡眠薬を処方してくれたのです。この場合に，STAS2（痛み以外の症状）でスコアリングするとスコア＜2＞ですが，いかがでしょうか？　コメント欄に"不眠"と記載してよいでしょうか？

患者のナラティブはどうでしょうか？　夜に目が覚めることが患者の生活にどのように支障をきたしているのかという視点で患者の話を聞いてみましょう。すると"トイレに行きたくて目が覚めるのです"と話されるかもしれません"眠剤を飲んだらトイレが間に合わなくて失敗しちゃいました"と話されるかもしれません。"目が覚めても，すぐに眠れるし，昼間も横になれば眠れちゃうから，眠剤は処方されているけど飲んでいません"という話が聞けるかもしれません。この場合の患者は"夜は何度も目が覚める"けれども生活に支障をきたして困っているのではないことがわかります。治療として睡眠薬の処方は必要ないことになります。

"足が痛いです"と話される患者は足関節の周囲に強い浮腫がありました。足関節の背

屈ができずに可動域が狭いので歩きづらそうでした。「動かしづらいですか？」と尋ねると "足が動かないから歩くのが大変です" と話されました。その場で看護師がマッサージをすると浮腫が軽減して，動かした時の痛みはなくスムースに歩くことができました。"軽くなった，楽，痛くない，歩きやすい" と喜ばれていました。浮腫による歩きづらさでしたが，最初に患者は "痛いです" と話されていました。何が生活に支障をきたしているかの視点で評価をすると，患者の困っていること(抱えている問題)は "痛み" よりも "歩きづらさ" だったことがわかります。

患者	夜に何度も目が覚めます
Dr	眠剤を処方します

＊ 患者が困っていることがわからない。

↓

患者	夜に何度も目が覚めます
Dr	目が覚めるのは何か心当たりがありますか？
患者	前立腺肥大でよくトイレに行きます
Dr	何度も目が覚めるというのは，目が覚めてもすぐに，また眠れるということですか？
患者	そうです。トイレに起きますが戻ると，すぐに眠れます

＊ 患者は症状があることで必ずしも困っていない。

4 記録はSOAP形式を採用し，STASと連動させる

記録はSOAP形式を採用しSTASと連動させて活用します[20),21)]。

SOAPはカルテの記載の一つの形式として一般的にも知られています。医師・歯科医師・理学療法士の診療記録，薬剤師の薬剤服薬歴，看護記録，ソーシャルワーカーの相談記録としても使われています。SOAPはProblem Oriented System(POS；問題志向システム)の考え方(表4-1)で患者の情報を問題ごとに整理・分析して医療・ケアの方針を立てるために必要な手段として使われています[19)]。

次の例でSOAPをどのようにSTASに活用するかみてみましょう。

表4-1　SOAPはPOS(Problem Oriented System；問題志向システム)の考え方

S(Subject)	主観的データ。患者の話や病歴など
O(Object)	客観的データ。身体診察・検査から得られた情報
A(Assessment)	データの分析と評価
P(Plan)	ケア方針

62   4章　STASの実践と活用

> 患者　足が痛いです（S）
>
> Ns　ちょっと見せてください（O）
>
> 　　　動きづらいですか？（生活に支障はないか）
>
> 患者　足が動かないから歩くのが大変です（S）
>
> 　　　＊STAS1▶▶2？→足の痛みが歩行に支障をきたしているか
>
> Ns　足の痛みはどんな時にありますか？
>
> 患者　痛いというより窮屈な感じです（S）
>
> 　　　＊STAS1▶▶0？→痛みは浮腫による歩きにくさの表現（A）
>
> Ns　ちょっと手を当ててもいいですか？（P）
>
> 　　　（圧迫マッサージ）
>
> 患者　はい，温かくて気持ちがいいです（S）
>
> Ns　足首を動かしてみてください
>
> 患者　軽くなりました（S）
>
> Ns　立ってみましょうか？
>
> 　　　（立ち上がると，すぐに歩き出す；O）
>
> 患者　楽です，痛くないし歩きやすい（S）
>
> Ns　浮腫みがとれると歩きやすくなる（A）ので足首の運動をしましょう（P）

＊表4-2にポイントをまとめました。これをみて考えましょう。

第1段階（S）；足が痛い　足が動かせなくて歩くのが大変　窮屈な感じ

第2段階（O）；下肢の浮腫　足関節の可動域制限

第3段階（A）；足関節の可動域制限による歩きにくさ

第4段階（P）；圧迫マッサージ

第5段階（S）；温かくて気持ちがいい　軽くなった　楽　痛くない　歩きやすい

＊第5段階（S）は次の第1段階（S）となる。

第2段階（O）；足関節周囲の浮腫が軽減し可動域が広がった

第3段階（A）；痛みは歩きにくさの表現であり，浮腫へのケアが必要　STAS2▶▶2

第4段階（P）；自分でできる緩和リハビリテーションの紹介

　　　　　　　　家族による圧迫マッサージ

＊患者の話は"痛み"から"歩くのが大変"に変わった。

　STAS2（浮腫）による歩きにくさを看護師と共有してからはSTAS1（痛み）を問題にしていない。

表4-2　SOAPを活用したSTASのポイント

(1)	Sデータ	患者が語った言葉(ナラティブ)からSデータを整理する	第1段階
(2)	Oデータ	Sデータを裏づけるOデータを確認する	第2段階
(3)	アセスメント	スコアの高い項目に注目して，アセスメント(A)する	第3段階
(4)	プラン	患者の意向に沿って方針(P)を立てる	第4段階
(5)	結果の評価	提供したケアの結果をSデータで評価する	第5段階

SOAPは患者の話(主訴)を聞き，それを裏づける客観的事実の観察からアセスメントし方針を立てるというプロセスを記録する。
STASはSOAPのSデータによってスコアリングし，スコアの高い項目からアセスメントする。その際にSOAPのSとOにズレが生じないように調整する。
STASのポイントは，プランに基づく実践を患者の言葉(ナラティブ)であるSデータで評価することである。

1) 患者が語った言葉(ナラティブ)からSデータを整理する ━━━━━━ 第1段階

　患者が何を言おうとしているのか，患者の言葉に表現される患者の意向を聞き取ります。しかし，ケアスタッフの思い(価値観)を重ね合わせて患者の言葉を解釈した記録，患者の思いを推し量って患者に確認しないままの記録は避けなければいけません。

　実践の記録でSOAPを使う場合には，患者の意向をSデータとして正確に記録することが必要です。

　"この辺りが圧迫されるように痛い"と左の側胸部から季肋部にかけて手のひらを当てて患者が話をした場合を考えてみましょう。多くの読者は要約して「左側胸部に痛みがある」と記録するのではないでしょうか。「この辺りが圧迫されるように痛い」と患者の言葉をそのまま記録した場合とでは，ほかのスタッフが読んだときに考える方向，範囲がかなり違ってきます。要約した書き方では，記録したスタッフ本人でさえも，後で記録を読み直した時に，その時の状況を正確に思い起こすことは難しいでしょう。聞き手あるいは書き手の思いが入らずに，患者の意図を受け止めるためには，できるだけ患者の使った言葉をそのままSデータとして記録します。記録された表現によって読み手の思考は影響されるので，患者のSデータをどう表現するかはとても重要です。

💧 会話形式で記載すると，スタッフの思いが患者の意向を邪魔しない

　患者の話した言葉をより正確に理解するためには，会話の形にしてケアスタッフの言葉も記述すると，患者のSデータがケアスタッフのどのような言葉かけによって引き出されたのかを，ほかのスタッフが認識できます。

　夜勤の看護師が「眠れないようであれば眠剤を服用されますか？」と患者に話しかけます。すると患者は，こんなに早い時間に眠れるわけないよ，と思いつつも"お願いします"と返事をするかもしれません。この時の記録はどうなるでしょうか？　みなさんは「眠剤を希望され，不眠時指示の＊＊を服用」と記録されるでしょうか。このような要約では，その時の状況がわかりません。会話の形で記録すると，患者発信のSデータとケアスタッフの言葉かけによって引き出されたSデータを区別できます。

　どこまでが患者の意向であり，患者にとっての事実なのかをほかのケアスタッフも客

観的に理解できます。患者が"お願いします"と言って，眠剤を受け取った後に服用したかどうかは前述のやりとりでは事実として確認できません。そのため，Sデータには「＊時頃に服用します」「眠れなかったら服用します」と記録します。

　Sデータは患者の使った言葉を記載し，ケアスタッフの客観的な評価はOデータに記載すると，ケアスタッフの思いが評価に影響を与える要因を少なくします。

2）Sデータを裏づけるOデータを確認する —————————————— 第2段階

　Oデータには実際に服薬した時間と薬剤名と量の記録，その場で服用しない場合には，「患者に渡した」という事実の記録が必要です。「眠剤の希望があり指示の＊＊を手渡すと，その場で服用する」という記述があれば服用した事実が客観的にわかります。患者に眠剤を手渡したが服用したかどうかが客観的事実として確認できない時には，「服薬したかどうかはわからない」が事実です。この記述があれば，翌朝に「昨夜は眠剤を服用されましたか？」と患者に話しかけることができます。「服用したかどうかがわからない」の記述がなければ，ほかのスタッフは眠剤を服用したことを前提に「昨夜は眠れましたか？」と聞き，患者が"はい"と応えると，「眠剤を服用して眠れた」ということになってしまいます。

　Oデータとしての客観的事実の記載がしっかりとしていなければ，患者に起こっている事実とケアスタッフの認識のズレはどんどん大きくなり，患者はケアスタッフに対して"話が通じない"という思いから話をしなくなってしまうかもしれません。

専門職の視点で客観的な事実を記録する

　患者の話を重要視すると同時に医師・看護師として本来行うべき診察をきちんとすれば，"患者の意向が反映されない危険"を小さくすることができるだけでなく，"スタッフの思いによるスコアのばらつきが大きくなるという欠点"を補うことができます。

　緩和ケアにおいては，コミュニケーションスキルによって患者の話を促すことと，五感を駆使した診察（問診・視診・触診・聴診・打診）によって，患者の状況を正確に把握することが大切であり，専門性を活かした視点が求められます。

　STASのスコアリングは，専門性を活かした診察によるアセスメントです。スコアリングができない理由は，その項目に関しての診察（身体的なことだけでなく，精神心理的・社会的な問題も含めて）の不足です。診察に不足が起こらないようにするためには，STASのすべての項目を頭におきながら患者に向き合うことです。

　STASの項目を頭におきながら診察ができるようになると，必要な情報が抜け落ちてしまうことがなくなるので，患者の状況変化に気づかないことで遭遇する"急変"はなくなります。過不足のない状況認識により，患者にとっても医療側にとっても満足のできる診療が実現できます。

　STASの"他者評価"が患者にとっての事実と食い違わないためにも，診察（問診・視診・触診・聴診・打診）による基本的なアセスメント力が求められます。

　ここで留意しなければいけないのは，**緩和ケアにおいては患者の状況を知るために，患者に身体的な苦痛を与えないということです。**患者の生活空間（病室も含めて）で患者

の生活ペースを大切にしながら，五感を駆使した診察がとても重要になります

家族の話は大切なOデータとして記録する

　　患者のSデータを裏づけるOデータとして，診察をしっかりするということと同時に，患者の身近にいる家族の話も重要な情報になります。**患者とケアスタッフとの会話に家族が参加した場合は，患者のSデータに影響を与える事実として，患者のSデータに"会話"として記述**します。しかし，家族の意向や家族からのケアスタッフに対する質問・相談等は，患者の客観的（患者にとっては他者による評価）データですからOデータとして記録しています。

　　客観的なデータとして留意しなければならないことは，**家族の話から得た患者の状況は家族の思いを通してみた家族の評価**だということです。ケアスタッフにこの意識が希薄だと家族の話と患者のSデータを区別して認識できずに，患者にとっての事実を誤認してしまいます。**家族の話は，Sデータではないこと**に気をつけましょう。患者との会話に家族が参加したときの家族の話のみがSデータです。

カルテ記載例 1

S）　家族　熱はありませんが咳をしています

　　　患者　肺炎を起こしているのでしょうか？

　　　Dr　胸の音は雑音もないので，今は肺炎の心配はしなくてよいでしょう

　　　家族　咳が出るのは，どうしてですか？

　　　Dr　どんな時に出ますか？

　　　患者　水を飲んだ後に出ることが多いです

　　　Dr　誤嚥を予防するための咳で，上手く咳ができているようですが，

　　　　　誤嚥しないように飲み方に注意しましょう

O）嗄声が強くなっている

　　呼吸雑音はない

　　CRP；0.2以下

訪問後に家族が家の外で

　　　家族　肺炎になったら入院ですか？　お正月まで大丈夫でしょうか？

　　　Dr　肺炎の治療も自宅でできますから入院の必要はありません

　　　家族　去年は年末からの入院でお正月も病院でした

　　　　　また今年も肺炎かとハラハラしていました

　　　Dr　今年は自宅で，お正月を迎えましょう

A）反回神経麻痺による誤嚥

P）誤嚥予防と誤嚥した時に対応できるようにする

　　・水の飲み方・姿勢のとり方

3) スコアの高い項目に注目して，アセスメント(A)する ─────── 第3段階

アセスメントはSデータとOデータの情報を整理，分析をして，一つ一つの問題の因果関係を明らかにして，患者・家族の状態を評価することです。

スコアの高い項目の因果関係からアセスメントする

STASのスコアリングは患者のSデータを根拠としていますが，スコアの高い項目は，ほかのそれぞれの項目に影響を及ぼしています。痛く(STAS1)て動けない(STAS2)のか，動けない(STAS2)でいたから痛く(STAS1)なってしまったのか。また医師からの説明が不十分で患者の病状認識(STAS5)がないために患者と家族との率直なコミュニケーション(STAS7)がとれていないのか，家族が患者と話ができないために患者の病状認識(STAS5)がないのか，どちらの問題が原因や理由になっているのかを考えましょう。

身体的な問題をOデータからアセスメントする

一般医療では診察・検査結果から病気や病態を考え，治療を行うためにアセスメントします。緩和ケアではすでに診断がついていることが多く，しかもがんを治癒させる方向の治療はできないと判断されています。そして「がんだから」という説明に終始し，患者・家族は諦めるしかない状況におかれることが少なくありません。しかし患者が辛いと感じている症状が何によって起こっているのか，原因によっては治療が可能なことがあります。治療の可能性がなく仕方のないこととし諦めなければならない場合でも，患者，家族がその理由に納得するためにも身体的な問題をしっかりとアセスメントして患者・家族に伝えましょう。

患者の全体像を丸ごと捉え表現する(＝言語化による整理)

緩和ケアの対象は患者と家族であり，ケアの内容は身体的・精神的・心理社会的・スピリチュアルというトータルペインに対する全人的ケアです。

患者・家族の全体像を丸ごと捉えて言語化してみましょう

スコアの高い項目のそれぞれの因果関係によるアセスメントと，Oデータによるアセスメントを頭において，STASの1～14の項目について言語化すると，患者の全体像が丸ごと表現できます。

4 記録はSOAP形式を採用し，STASと連動させる　　**67**

4）患者の意向に沿って方針（P）を立てる ──────── 第4段階

カルテ記載例 2

S） 家族 吐かないようにはできないですか？

みているのが辛くて

患者 吐くのは，そんなに…鼻の管の方が辛かった

吐いてしまえば楽になります。でも吐く回数が増えて，夜も（家族を）つきあわせちゃって

Ns 輸液の量が多いかもしれません（専門的な視点での情報提供）

患者 そんな感じがします

Ns 減らしましょうか？

患者 手も浮腫んできちゃったし，お願いします（患者自身が決める）

Ns （家族に）溜まった物を上手に吐けています

家族 通っていないので吐くのは，仕方がないのですね

そう思って見守ります

Ns （患者に）吐き気に対しては坐薬がありますが，使ったことはありますか？

患者 あります

Ns 持続皮下注射という方法もありますが？

家族 まずは，坐薬にしてみます

O） 上腹部が膨満している　腹鳴はない

輸液量1,500 mL/日

緑色の水様物を吐いている　1回100 mL程度

A） 上部消化管通過障害に輸液過多が関与した頻回な嘔吐　　　　STAS2▶▶2

家族は吐く理由を理解し，みている辛さは緩和　　　　　　　STAS6▶▶1

P） 輸液量を50％減量する

家族の話を聞き，状況の理解を共有する

患者が感じていることを一緒に大切にしていく

＜翌日＞

Ns 坐薬は使いましたか？

患者 昨日の夜に使いました。朝まで吐きませんでした　　　　STAS2▶▶1↓

家族 朝，起きてから吐きましたけど，そんなに多くはなくて，夜も眠れました

（嘔吐せずに眠れたので家族もOK）

4章　STASの実践と活用

患者のありのままの体験を理解する

　患者の体験を患者が体験しているがままに理解しようとすることから始まります。

　実践の現場では，患者の話を聞きながら同時進行でケアを提供しますので，訪問から戻って机の上で考えるプランではなく，実践の現場で，その時にできるケアを考えます。

　患者が考えていることを自身の言葉で表現できると，問題解決の糸口がみえてきます。

　患者にとって，一番身近な存在は看護師です。患者が自身の体験を自分の言葉で話し，他者に伝えることができると，今の自分自身の存在に自信がもてます。患者が話し続けられることを大切にしましょう。看護師は患者から"この人には何を話しても大丈夫"と安心してもらえる存在になること，そのためには先に看護師自身が患者・家族に対する警戒心を払拭することです。

アセスメントに基づき潜在している問題を解決する

　痛みや吐き気などの顕在化している問題に対して，その都度の対症的な解決策を講じるだけでは，根本的な解決にはなりません。症状の原因となっている問題の解決や症状によって生活に支障をきたしていることに対するプランを立てましょう。

患者と"相談"してプランを立てる

　専門職ならではの落とし穴があります。それは専門的な視点での情報提供ができることです。これは使い方を間違えてしまうと，患者・家族の意向とは別の方向に向いてしまいます。患者・家族は専門職のスタッフから勧められることに従おうとするからです。

　専門職はとかく，情報提供が情報提供にとどまらず，患者の意思決定に強い影響力をもつということを認識しておく必要があります。患者・家族は専門職から勧められることに疑問を感じても"NO"と言える勇気がなかなかありません。患者は自身のことを常に考えていますので，自身のことについては一番の専門職なわけです。患者が自分自身にとって何がよいのかを考えられるように支援することが相談者の役割であることを忘れてはいけません。そして**患者自身で決められるように支援すること(自己決定のための支援)**が，本当のケアです。

　薬物治療には，内服薬・坐薬・貼付剤・注射等の方法があります。投与方法は，症状に応じて検討します。吐き気や消化管の症状で薬が服用できない場合には内服以外の薬の投与方法の検討が必要です。下痢をしている場合には坐薬は使えません。症状のほかに患者の意向を確認し，患者の希望する投与方法を相談することが大切です。たとえば"父親は坐薬を使ったら翌日亡くなった，何の坐薬かは知らない…"などのよくないイメージをもっている場合があります。患者の心理状態は不安と緊張感の中にあるため，丁寧に説明をしても観念的な思いを払拭することは難しいものです。そのため，患者が抵抗感をもっている薬や投与方法は避け，十分な理解と納得のもとに薬物治療を行うことが大切です。

5）提供したケアの結果を評価する ——————————————— 第5段階

患者自身の評価を大切にする

　患者自身がどのように感じているのかを聞きましょう。痛みや吐き気などの症状は患者が感じるもので，その辛さも患者自身でなければわからないものです。ケアスタッフの「痛そうですね」「楽になったようですね」という客観的な（見た感じでの）言動は，患者が話そうとすることを妨げます。話を聞いてもらえないと感じた患者は"わかってもらえない"という気持ちが大きくなります。患者がどう感じているのかに心を寄せて話を聞くことで，患者が痛みを自身で評価できるようになります。

生活の視点で評価する

　症状によって生活に支障をきたしていたことが，症状が緩和したことで解決しているかどうかという視点で評価します。"吐く回数が増えて夜も家族につきあわせちゃって"と言っていた患者が，朝まで吐かなかったということなので，STAS2のスコアは2から1に下がります。これは最初に症状があることで，患者は何がどのように困っていたのかをケアスタッフがしっかりと認識していなければ評価はできません。最初のスコアリングの時点でスコアをつけるだけではなく，根拠をコメントとして記載しておくことの意味がここにあるといえます。

何によって緩和したのかは患者が教えてくれる

　症状を緩和するのは薬物治療だけではありません。同時に複数のケアが提供されます。家族の不安が解決されて，患者の症状が軽減される場合もあります。患者の症状が緩和されるとみている家族の不安も緩和される場合もあります。

　痛みがある時にはどうしているのかを患者に聞くと，「温めると楽」「ゆっくり動かすと痛みがない」「好きなことをしていると痛みを忘れている」など，患者自身で工夫していることがあります。**患者自身が工夫していることは否定せずに，痛みが楽になっている事実を大切にして，とてもよい方法であると肯定**しましょう。

　実践の現場は患者・家族の辛さを緩和することが目的ですので，緩和された理由を明らかにする研究とは異なります。しかし，緩和することが目的だからこそ，緩和されたかどうか，可能な限り提供したケアの一つ一つを評価し，因果関係を追求していくことがケアの質を高めるうえで重要だと考えています。

SOAPの活用で注意すること

　STASは他者評価ですが，患者が体験していることの意味を患者自身が感じているままに理解・認識し，患者の促しによってケアの方針を立て，ケアを実践し，患者の視点で評価することで，患者が体験している意味に近づくことができる方法です。

　そのためには"S""O""A""P"は，この順序が重要になります。しばしば陥りやすいのは，"A"や"P"が先に決定されることで，ケア側の意味づけが優先し，ケア側の意味づけに合う"O"を拾い上げてから，患者の"S"を当てはめてしまうことです。

　SOAPとSTASを論理的に整理すれば，患者をとりまく身体的・精神的・社会的な状況

が自ずと過不足なく評価できて，今後なすべき方針が自然に明確になってきます。日常の診療の中で当たり前に行えるようになれば，“他者評価”の欠点を克服できるだけでなく，トータルペインを評価することが可能になるということです。トータルペインを捉えることができれば，全人的ケアの視点で患者の苦痛に対応することができます。

当診療所は，STASのスコアリング（トータルペイン）と全人的ケアの必要性をわかりやすく視覚的に理解できるように図4-1のように工夫をしています。

5 スコアリングは，チームミーティングでの話し合いをもとに行う

スコアリングは主要スタッフの中の一人（プライマリーナース；一人の患者に責任をもって担当するナース）が行い，チームミーティングはプライマリーナースが中心となって話し合うことを大切にします。患者・家族を一番理解しているプライマリーナースが常に中心になって話し合うことで，スコアリングの理由やプランの方向性がズレることが少なくなります。スコアリングの時期やミーティングはスタッフ側の都合ではなく，患者・家族の状況を重視して決めます。プライマリーナースが不在の時に患者の状況が変わり問題が生じた場合には，ほかのスタッフによるスコアリングが必要です。その際にはマネージメントナース（チームリーダー，コーディネーターの役割）からプライマリーナースに情報を伝え，常にプライマリーナースが担当する患者・家族の状況を把握できるようにします（図4-2）。

ミーティングの場ではケア提供者全員が患者と家族の状況を共通して認識し，情報交換の場として互いにほかのスタッフがどのような認識をもっているかを理解し合うことが大切です。

5 スコアリングは，チームミーティングでの話し合いをもとに行う

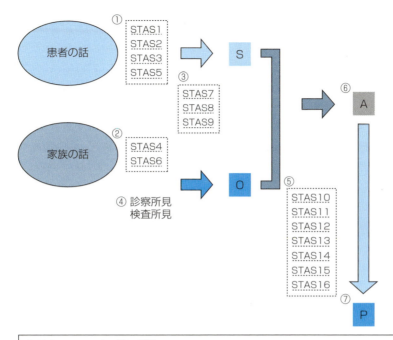

図4-1　STASとSOAP方式の関わり図（STAS-SOAPモデル）

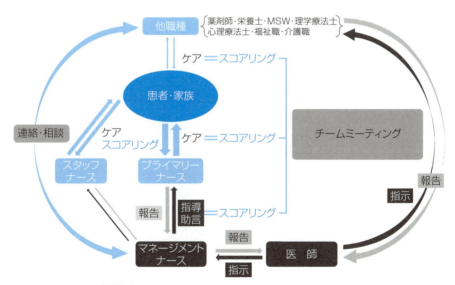

図4-2　チームの相関図

＊STASに出会って変わったこと

❖まずは書いてみて，患者の話を聞いていない自分に気づいた

　患者さんの言葉でSデータを記載することが最初はできませんでした。そのまま書くと「はい」「いいえ」「そうです」「ときどきは…」など看護師の質問に対する患者さんの返事しかないことに気づき愕然としました。いつも患者さんの話を聞いているつもりでいたので，書こうとすると，「これは私から聞いたんだ」「これも私が提案した」と，正直ショックを受けました。患者さんに質問や提案をしてしまうのは，話がとぎれて沈黙になることを避けたい気持ちもありました。しかし患者さんも何から話そうかと考えているかもしれないので，それを待つことが大切というアドバイスを受けました。＜患者さんが考えている時間＞と思えると，沈黙になることの恐れがなく待てるようになったのかもしれません。

❖繰り返される「〇〇さんは何て言っていましたか？」は辛かったけど，自分に自信がもてるようになった

　患者さんから何か言われたら…と思う怖さもあって顔を見て話を聞くことができませんでした。いつも険しい表情をしているのは痛みがあるからじゃないか，家族にそばにいてほしいのだろうなど，患者さんが言っていたわけでもないのに憶測ばかりで，そう考えても何もできることはなくて無力さばかりを感じていました。スコアリングをすると，その根拠を「〇〇さんは何て言っていましたか？」と，いつもSデータを求められました。患者さんの話を聞いているようで自分の勝手な思いが出てきてしまうので，患者さんの言葉が思い出せませんでした。最初は大変でしたが，「〇〇さんは，＊＊＊と言っています！」と言えたときは晴れ晴れしいというか爽快感がありました。「＊＊＊と思います」という看護師の憶測で話すのではなく，患者さんが使った言葉で話すことを意識するようになると，患者さんの話に集中できるようになり，看護師としての自信にもつながりました。

❖＜患者さんは何と言っているのか＞を意識して話を聞くようになり，患者さんとの会話が続くようになった

　Sデータに"倦怠感がある""痛みがありレスキューを5回使った"などの記録をすると，指導者に「患者さんが，そう言ったのですか？」と確認されるのですが，「え〜と…患者さんが言っていたのは…あれ？なんだっけ？」と，患者さんの話を聞いているのに不思議なことに思い出せませんでした。しかし"倦怠感があるんだ""痛みでレスキューを5回使ったんだ"というのは，看護師である自分の理解で，患者さんがそう言ったのではないことは，確かに！と思いました。看護師の理解は患者さんの体験とは同じではないとしたら…患者さんは何と言っているのかをきちんと聞きたいと思うようになりました。

　＜S＞を大切にしようと意識して患者さんの話を聞くようになりました。今は，患者さんの"少し動くと疲れる"という言葉をそのまま聞き取れるようになり，患者さんから色々な話が聞けることが嬉しいです。

❖「痛みは？」と聞かないようにしたら，患者さんの話が聞けるようになった

　がんの患者さんとうまくコミュニケーションがとれずに困っていました。いつも「痛み

はどうですか？」と聞いていましたが，STAS1（痛み）だけではなく，他の項目についても，患者さんから話を聞きたいと思うようになり「痛みは？」という質問をしないよう心がけました。すると患者さんから「痛い」と言うことはなく，症状以外の話が聞けるようになりました。

❖ スコアリングをするようになり，患者さんの話を覚えていられるようになった

　患者さんのペースで話を聞いていると，色々な方向に脱線してしまいます。話の途中で確認したいことを聞くと患者さんが話したいことにたどり着かなかったり，あとで聞こうと思っていて忘れてしまったりと，なかなかうまく必要な話を聞くことができませんでした。しかしスコアリングを意識するようになってからは，スコア<7>の項目として覚えていられるようになりました。患者さんが話し終えるまで落ち着いて聞いていられるようになり，その時に確認できなくても次の時に，と優先順位も考えられるようになりました。

❖ S データ（患者の話）が聞けるようになり，患者の体験が見えるようになった

　看護師の視点で問題点を見つけて対策を考えていたので，どの患者さんにも同じようなプランになってしまっていました。STAS を使うようになってからは，S データに着目して患者さんが“何を言っているのか”を意識して話を聞くようになり，患者さんの体験が見える面白さを実感しています。

❖ 情報の不足はスコア<7>をつけるようになり，気が楽になった

　スコアリングを始めたばかりの頃は，空欄を埋めることに一生懸命でした。そんなときに，情報の不足でスコアリングができないと認識することも大切と指導を受けました。情報がないのに自分の思いや想像で記載してしまうと，患者さんにとっての事実ではなくなってしまうことに気づきました。何よりスコア<7>をチームで共有しようと思えるようになり，気が楽になりました。今は“まだ患者さんの話を聞けていない”スコア<7>の項目を意識して患者さんの話を聞くようにしています。

❖ 家族の不安を患者の S データで解決できるようになった

　家族の不安が強いときに，患者さんとは別の場所で家族の心配なことを聞いて解決しようとしていました。なんとか安心させてあげたいと思い「痛みの心配はしなくても大丈夫ですよ」など看護師の経験から“良かれと思う話”をしていましたが，何かピンと伝わった感じがしませんでした。ある日，患者さんに「奥様は痛いって言われると，どうしたらいいかわからなくて心配だそうです」と話すと，患者さんは「腰の痛みは，がんになる前からだから，湿布を貼ってくれて助かっている」と話されました。その時の奥様のほっとされたような安心されたような嬉しそうな表情が思い出されます。

　患者さんの言葉が家族を安心させてくれたのです。

　今は患者さんの話（S）を家族といっしょに聞くようにしています。患者さんと家族の話を通訳して，患者と家族の率直なコミュニケーション（STAS7）のスコアを下げられるようになりたいです。

5章
症例でみるスコアリングの実際

目の前の患者が強い痛みに苦しんでいるときに，どうしますか？
何ができるでしょうか？
ミーティングをしてケア計画を立てるまで患者に我慢させるでしょうか？
そんなことはないでしょう。
この章では，その場で解決を迫られていることへの対応を解説します。
患者の辛さを受け止めるケア提供者としての姿勢について考えてみましょう。

患者の話から緩和ケアは始まります。しかし患者の話を聞いているだけでは患者の辛い症状を緩和することはできません。患者の生活に支障をきたしている問題を解決するためには、患者の話に加えて専門的な知識に基づく判断とスキルが求められます。さらに、がん終末期の患者・家族には必要なケアを今すぐ、という柔軟なケアが求められます。患者・家族の話を聞いている時にその場で問題解決ができるようになりたいとは思いませんか？

たとえば、患者が"足が痛くて動かない"と話した（S：患者の話）時に、足の浮腫に気づき、発赤圧痛はないことから（O：診察所見）、低蛋白血症、リンパ浮腫等が原因になっている可能性があると考え、「動かない」のは足関節の浮腫によって関節可動域の制限があるためと判断（A：アセスメント＜評価＞）する知識があり、浮腫の原因を患者自身が理解できるように患者に伝えられるコミュニケーションスキルと浮腫を軽減するケア技術（P：プラン＜方針＞）があってはじめて患者の症状は緩和します。

全人的ケアを実践（P：プラン）するために、SOAPのSデータを起点にして、専門職の視点でOデータを抽出し、網羅的にA（アセスメント）を整理するツールとしてSTASを活用してみましょう。

以下は、症例Aさんの背景をまとめたものです。
Aさんは胸膜中皮腫の診断で、抗がん剤治療中でした。9月1日は抗がん剤治療が目的

症例Aさんの背景

		50代女性，夫と二人暮らし
経　過	1月10日	左胸の痛みを主訴に受診しX線検査で胸水の貯留を認め、入院し胸腔ドレナージ。胸膜中皮腫の診断で抗がん剤治療を開始。アスベスト健康被害救済給付の認定を受けている。
	8月3日	PET検査で多発骨転移と診断
	9月1日	予定されていた抗がん剤治療のために入院。数日前から足に力が入りにくくなっていて、胸椎転移の診断で放射線治療を受けている。入院してからは歩いていない。段々と足の感覚がなくなってきていた。
	9月15日	退院
症　状		・両下肢の弛緩性麻痺：知覚・運動の完全麻痺 ・膀胱直腸障害：尿意・便意はなく膀胱留置カテーテルを留置 ・背部痛：医療用麻薬で緩和
退院時処方		オキシコンチン®20 mg錠　　　4錠　　12時間おきに1回2錠 オキノーム®散5 mg　　　　　　　　疼痛時1回2包 ロキソニン®錠60 mg　　　　　3錠　　1日3回毎食後 レバミピド®錠100 mg　　　　3錠　　1日3回毎食後 マグミット®錠330 mg　　　　6錠　　1日3回毎食後

【緊急往診の依頼】　　　　　　　　　　　　　　　　　　　STAS11（実質的支援）▶▶スコア3
退院した日の夜に夫から電話がある。

"オキノーム散を追加して飲んでも、全然痛みがとれなくて、背中とか胸とか腰とか痛い場所も変わっていくし、どうしたらいいのかわからなくて…"　　　　　　　　　　STAS4（家族の不安）▶▶スコア2

の入院でしたが，数日前から足に力が入りにくくなっていて，胸椎転移による下半身麻痺と診断されました。放射線治療を受け，主治医からは抗がん剤治療の継続とリハビリを勧められて退院しました。退院と同時に訪問診療を開始し，その夜に夫からの電話で緊急往診を依頼されました。

　以下は，Aさんの緊急往診時のやりとりです。スコアリングの根拠となるAさんの語った言葉にSTASの項目を示しましたのでスコアリングをして▶▶の後にスコアを書いてみましょう。

Aさん緊急往診時の状況

Aさん	痛～い！ こんな痛みは初めて。飲み薬じゃ効かない	
	何でもいいから，痛みを楽にしてください。痛くて，体中に力が入っちゃう	STAS1▶▶
	＊険しい表情で左右の側胸部や上腹部に手を当てて痛がる	
	＊診察しようとすると，大きな声をあげ，のけぞるようにする。血圧120-74	
Dr	身体に力が入ると痛みが強くなってしまうので，痛み止めの注射をしましょうか	
Aさん	お願いします	
	＊1%モルヒネ塩酸塩2.5 mgとセルシン5 mg皮下注射　　　　［20：20］	
Aさん	頑張りたい…　　　［20：35］	
Dr	頑張りましょう	
Aさん	抗がん剤で（治療を）頑張って，どんどんと（がんが）消えていったのよ	
Dr	頑張りましたね	
Aさん	期待しちゃいましたよ，治るんじゃないかって	
Dr	治ることを期待して，頑張れたのですね	
Aさん	裏切られたって感じです。抗がん剤は続けるといっていたし，リハビリをするといっていたか	
	ら，動かしていれば麻痺は治るのかと…最初は…（これまでの経過を話し始める）	STAS9▶▶
	自分の体がどうなっているのか，わからない	STAS3▶▶
Dr	どこまでできるか，確認したかったのですね	
夫	動かさない方がよいっていっても，動かそうとしていたから	STAS6▶▶
Aさん	足を動かそうとしても全然動かなくて，	STAS2▶▶
	トイレにも行けないなんて。はやく死んじゃった方が…と	
	騙されていたみたいな気持ちになって…悔しくて…辛くて	STAS14▶▶
夫	……（下を向いている）	STAS7▶▶
Aさん	大分，楽になりました　　　［20：50］	
Dr	痛かったのは？	
Aさん	ここ（側胸部）とここ（上腹部）が痛かった…	
	トイレに行くのにベッドから降りようとしたら体中が痛くなって…	STAS5▶▶
Dr	焦らずに，できることを考えていきましょう	
Aさん	そうですね，車椅子でもいいのでベッドから離れて過ごしたいです	STAS8▶▶

78　5章　症例でみるスコアリングの実際

診察後，夫の話

夫	麻痺しているのに…動かそうとして自分で確かめたいのですよね	
	何て言ったらいいのかわからなくて，辛いですね	STAS7▶▶
Dr	麻痺していると頭では理解していても，実感した時の辛さは大変なものです	
	症状はさらに進行しますが，できることを一緒に考えていきましょう	
Ns	明日，車椅子が届いたらベッドから移動してみましょう	STAS8▶▶

STAS 1（痛みのコントロール）　　　　　　STAS 7（患者と家族とのコミュニケーション）
STAS 2（痛み以外の症状コントロール）　　STAS 8（職種間のコミュニケーション）
STAS 3（患者の不安）　　　　　　　　　　STAS 9（患者・家族に対する医療スタッフのコミュニケーション）
STAS 5（患者の病状認識）　　　　　　　　STAS14（スピリチュアル）
STAS 6（家族の病状認識）

1　Sデータ　患者の語った言葉（ナラティブ）からSデータを整理する
第1段階

　現場で提供されたケアをSOAPで記録するので，カルテはケアの実践結果の記録です。ケアがS→O→A→Pで実践されていなければ記録する段階で考えてもSOAPにはなりません。まずは実践の振り返りから学習しましょう。

1）緊急往診の現場で実践したことから考える

　Aさんの家に緊急往診した際の実践から考えてみましょう。

> ①レスキュー薬のオキノーム散を服用してもAさんの痛みが強くなってしまい，対応に困った夫からの電話で緊急往診している場面です。そのため実際に提供されたケアで一番わかりやすいのは，**痛みのコントロール**でしょう。
> ②Aさんは痛みに耐えかねていて，自分ではどうすることもできない状況にありました。**すぐに緩和して楽になってもらえる対策**を考えなければいけません。
> ③全身に力が入ってしまっていたので，**少量のモルヒネ(2.5 mg)に加えてセルシン(5 mg)の注射**をしました。緊急往診の現場で痛みの治療がすぐに必要な状況ですから，**STAS1(痛みのコントロール)のスコアが高かったことは明らか**です。

　この時のAさんの痛みの強さ（Aさんの感じ方）はAさんにしかわかりませんので，Aさんの"痛い"という言葉の実相を知るために，痛みによってAさんの生活がどの程度の支障をきたしているかを評価します。
　Aさんが語った言葉（Sデータ）から評価してみましょう。

2）患者の "心の叫び" に応える

　「痛みによってAさんの生活がどの程度の支障をきたしているかを評価します」と前述しましたが，緊急往診の場面でのAさんの第一声は "痛〜い！こんな痛みは初めて，何

でもいいから，痛みを楽にしてください　痛くて，体中に力が入っちゃう”でした。どんな痛みなのかを冷静にケア提供者に伝えることができずに，“辛さをわかって！早く何とかして‼”という心の叫びに聞こえました。

　スコアは＜3＞としますが大切なのは，その根拠です。根拠は「痛みによって物事への集中力に著しく支障をきたしている」としました。この根拠を裏づけるのはAさんのSデータです。

　“何でもいいから，痛みを楽にしてください”と言っているAさんに，どこが，どのように痛いのか，レスキューはどのように使ったのか等を聞いている状況ではありません。聞いても応えてはくれないでしょう。くどくどしたやりとりはしないほうが賢明です。

　医師がAさんの“痛〜い！”に対して，「痛みはとるよ〜！」という態度で対応したので，Aさんは冷静さを取り戻し，語り始める心境になれたのではないでしょうか。

　このような緊急往診の場面では，「生活に支障をきたしているのは…」というケア提供者の冷静で落ち着いた対応は，“私の痛みをわかってくれない”と伝わり，患者の心は閉ざされてしまいかねません。

　とにかく早く痛みを緩和しようと考えていることがAさんに伝わる努力をします。

3）コメントの記載によってケアの質は高くなる

　Aさんの第一声からSTAS1（痛み）のスコア＜3＞，その根拠は「痛みによって物事への集中力に著しく支障をきたしている」とコメントに記載しました。

　スコアリングの根拠をコメントとして記載しておくと，実際の現場に同席していないスタッフにAさんの状況が理解しやすくなり，この時のAさんの辛さをケアチームで共有できますので，スタッフ間でのミーティングでケア計画を立てる際にも役立ちます。ケアの提供がその場かぎりにならないためにもコメントは必ず記載するようにしましょう。

　オキノーム散5 mg 2包（モルヒネ換算15 mg）を服用しても全く緩和しなかったAさんの痛みが，ここではセルシン注5 mgを加えたことで，モルヒネ注2.5 mg（内服換算5 mg）と少ない量の麻薬で痛みが緩和した理由としても理解できます。

　Aさん訪問時のスコアリングをまとめましたので，STAS2〜16のスコアとコメントとして記載したスコアの根拠と根拠を裏づける患者のSデータを確認してください。

　スコアリングができない場合には，スコア＜7＞または＜9＞とし，スコアリングができていないことを明記しておくことで，次につながります。

Aさん緊急往診時のスコアリング

評価項目	スコア	コメント；スコアリングの根拠	根拠を裏づける患者と家族の話
STAS1	3	痛みによって物事への集中力に著しく支障をきたしている。	S）痛〜い！こんな痛みは初めて。飲み薬じゃ効かない。何でもいいから，痛みを楽にしてください。痛くて，体中に力が入っちゃう。
STAS2	3	下半身麻痺による身体的な拘束感がある。	S）足を動かそうとしても全然動かなくて
STAS3	3	状況がわからない不安。	S）自分の身体がどうなっているのかわからない。
STAS4	2	対応の仕方がわからずに張り詰めた気持ちで過ごしている。	夫；オキノーム散を飲んでも全然痛みがとれなくて，背中とか胸とか腰とか痛い場所も変わっていくし，どうしたらいいのかわからなくて
STAS5	3	下半身麻痺であることを理解できていない。	S）トイレに行くのにベッドから降りようとしたら体中が痛くなって…
STAS6	1	病状の認識はあるが，状況にあった対応はできていない。	夫；動かさない方がよいって言っても，動かそうとしていたから。
STAS7	2	具体的な話し合いがなされていない。	夫；何って言ったらいいのかわからなくて，辛いですね。
STAS8	2	介護保険のサービスを利用し，ケアマネジャーとの連携が必要。	S）車椅子でもいいのでベッドから離れて過ごしたい。
STAS9	2	病院医師からは説明されていたが理解が不十分で不満を感じていた。	S）裏切られたって感じです。抗がん剤は続けると言っていたし，リハビリをすると言っていたから，動かしていれば麻痺は治るのかと…。
STAS10	2	至急の対応を要する問題がある。	
STAS11	3	往診の要請があり，緊急に解決すべき課題がある。	
STAS12	0	医療費の自己負担はなし。介護保険は第二号被保険者であるが"末期癌"の診断で利用が可能。そのほかにも経済的な問題はない。	
STAS13	2	入院によって期待した治療の効果は得られず，失われた時間となった。	
STAS14	3	現状認識が不確かで困惑している。自身の感情や問題をコントロールできず，身体症状や感情的な問題が表出した状態である。	S）トイレにも行けないなんて。はやく死んじゃった方が…と思ったり…騙されていたみたいな気持ちになって…悔しくて…辛くて
STAS15	0	不安を抱えている医療スタッフの関わりはない。	
STAS16	1	一週間に一度の助言を必要としている医療スタッフがいる。	

2 Oデータ Sデータを裏づけるOデータを確認する ── 第2段階

Oデータには，診察所見と家族の話がありました。

1）専門的な視点による診察所見──専門職の視点で客観的な事実を記録する ──

Aさんが言葉で表現したSデータからAさんに何が起こっているのかを専門的な視点

Sデータ		Oデータ
STAS1；痛〜い！こんな痛みは初めて。飲み薬じゃ効かない。何でもいいから，痛みを楽にしてください。痛くて，体中に力が入っちゃう STAS2；足を動かそうとしても全然動かなくて	・身体診察	険しい表情で左右の側胸部や上腹部に手を当てて痛がる。診察しようとすると，大きな声をあげ，のけぞるようにする（側胸部痛・上腹部痛）。 胸部・腹部は痛みの部位に一致した圧痛はない
	・MRI所見	胸壁浸潤，頚椎・胸椎骨破壊像（背部痛）

で客観的に診ることが，診察所見でありOデータです。

　Oデータとなる診察所見はSデータを裏づけ，さらに次のアセスメント(A)の根拠となります。

2) 家族の話を大切なOデータとして記録する

・診察後に玄関の外での夫の話
麻痺しているのに…動かそうとして自分で確かめたいのですよね 何て言ったらいいのかわからなくて，辛いですね

　同居家族は患者と過ごす時間が長く，患者の一番の理解者です。それと同時に，家族は患者の辛さと自分の辛さが混在した辛さを抱えています。家族の話は患者の客観的な情報であると同時に家族の主観でもありますので，家族の認識を裏づける"家族の話"として記録しておきましょう。

  アセスメント　**スコアの高い項目に注目して，アセスメント(A)する**

第3段階

1) スコアの高い項目の因果関係からアセスメント

　AさんはSTAS1・STAS2・STAS3・STAS5・STAS11・STAS14のスコアが＜3＞でした。
　スコアの高い項目について，スコアリングの根拠を原因と結果に分けて考えます。

原　因		結　果	
STAS2 STAS5	下半身麻痺による身体的な拘束感がある 下半身麻痺であることを理解できていない	STAS3	状況がわからない不安
STAS3 STAS1	状況がわからない不安 痛みによって物事への集中力に著しく支障をきたしている	STAS14	現状認識が不確かで困惑している。自身の感情や問題をコントロールできず，身体症状や感情的な問題が表出した状態である

STAS11	往診の要請があり，緊急に解決すべき課題がある

2）身体的な問題（痛み）をOデータからアセスメント

● 胸壁・頚椎・胸椎への腫瘍浸潤・転移による側胸部痛・上腹部痛と同時に心因性の要因の有無あるいはアロデニアも考慮
● 脊椎の支持性の低下と下半身麻痺の状態で，無理に動かそうとした時の痛みの増強

3）患者の全体像を丸ごと捉えて言語化

　　これまでのプロセスを踏まえてAさんの全体像を整理してみましょう。Oデータによるアセスメントとスコアの高い項目のそれぞれの因果関係によるアセスメントを頭において，STASの1〜14の項目について言語化すると，患者の全体像が丸ごと表現できます。

ここで整理〜カンファレンスなどで患者の全体像を整理して言語化しましょう

❖ Aさんの緊急往診の要請は，激しい痛み（STAS1▶▶3）によるものだった。

❖ 側胸部・上腹部の痛みは，胸壁・頚椎・胸椎への腫瘍浸潤によるものであり，脊髄浸潤による運動障害・知覚障害は進行し下半身麻痺と膀胱直腸障害を伴っている。

❖ 病院医師から病状は説明されていたが，理解が不十分で（STAS9▶▶2），麻痺はリハビリによって改善するという誤った理解をしていた（STAS5▶▶3）。そのため麻痺と膀胱直腸障害による身体的な拘束感を（STAS2▶▶3）を自分で何とかしようとして，下半身麻痺の状態にも関わらず，麻痺している足を動かそうとした。動かそうとしても動かない身体の状況に，激しい痛みと言葉では表現できない不安（STAS3▶▶3）に襲われた。想定外の事態の深刻さに直面したパニック（STAS14▶▶3）である。

❖ 家族である夫は病状の認識がある（STAS6▶▶1）が，麻痺のために動けない状況であることを言葉にすることができず，Aさんと率直な話ができず（STAS7▶▶2）に"痛い！"と言われても，対応の仕方がわからずに張り詰めた気持ちで過ごしていた（STAS4▶▶2）。

　　このようにSTASのスコアリングと連動してSデータとOデータからアセスメントができれば，患者の思いを大切にしたプランが立つこと間違いなし，です。

4 **プラン** **患者の意向に沿って方針（P）を立てる** ── **第4段階**

　　アセスメントで明らかになったAさんの背景にある問題の解決に向けてプラン（P）を考えましょう。

1）患者の体験をありのままに理解する

　　実践の現場では，患者の話を聞きながら同時進行でケアを提供しますので，訪問から戻って机の上で考えるプランではなく，実践の現場をイメージして，その時にできるケアを考えてみましょう（ケア提供者として自分に何ができるのかを知っていることが大切です）。

　　まずAさんの体験をAさんが体験しているがままに理解しようとすることから始まり

Aさんに促された対応

Aさん	Aさんに促された医師の対応
飲み薬じゃ効かない　何でもいいから，	注射をしましょうか
痛くて，体中に力が入っちゃう	身体に力が入ると痛みが強くなってしまうので… モルヒネとセルシンを注射
診察しようとすると，大きな声をあげ，のけぞるようにする	痛みが緩和してから診察
頑張りたい…	頑張りましょう
抗がん剤で頑張って，どんどんと消えていった	頑張りましたね
期待しちゃいましたよ，治るんじゃないかって	治ることを期待して頑張れたのですね

Aさんに促されて医師が対応していることがわかります。Aさんが"飲み薬じゃ効かない"と言うと，医師は"注射をしましょうか"，Aさんが"痛くて，体中に力が入っちゃう"と言うと，医師は"身体に力が入ると痛みが強くなってしまうので…"と説明してからモルヒネとセルシンを注射しています。その後もAさんに促された医師のやりとりによって，Aさんは話を続け，"楽になりました"と落ち着いてきた様子がわかります。結果はAさんの"楽になりました"という言葉でした。

ます。

　Aさんへの緊急往診の理由は，Aさんと家族である夫が"痛み"に対応できなかったからでした。ここでAさんの体験をありのままに理解するために，実践の現場でのAさんへの対応を振り返ってみましょう。

2) アセスメントに基づき潜在している問題を解決する

　緊急往診の現場ではAさんの激しい痛みは緩和しましたが，「どんな痛みなのかを冷静にケア提供者に伝えることができない」および「診察しようとすると，大きな声をあげ，のけぞるようにする」という状態はパニックといえます。

　問題解決のためには"痛み"がパニックによって増強してしまったことを忘れてはいけません。今後また同じような激しい痛みでAさんが辛い体験を繰り返さないためには，潜在している問題を解決する必要があります。

　Aさんの体験したパニック状態は，状況がわからない不安（STAS3）によるものでした。Aさんの不安は思ったように身体が動かない（STAS2）というAさんの体験からでした。パニック（現象）を引き起こした背景には，Aさんが自身の置かれている状況を認識できていなかったこと（STAS5）がありました。

　このアセスメントに基づいて，Aさんがパニック状態に陥らないためには，どうしたらよいかを考えます。下半身麻痺そのものは変えられない事実ですが，Aさんがその事実を受け止め，冷静に身体状況にあった対処行動がとれればパニック状態を繰り返すことはなくなるでしょう。つまりSTAS5（患者の病状認識）のスコアを下げるためのケアが最優先になります。

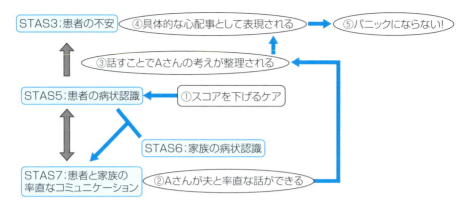

図5-1　STAS5のスコアに対するケア

3）患者と相談してプランを立てる

漠然とした不安を具体的な相談で解決する

　考えていることを言葉で表現できるようになると，漠然とした不安ではなくなり，解決可能な具体的な心配事として現れてきます。Aさんが"足が動かない"としか表現できないままでは，どんなケアを提供すればよいかわかりません。しかしAさんが"車椅子に乗ることはできますか？"と表現できれば，具体的な相談が可能です。患者から"尿の管の交換は？""入浴は？"と相談されるようになれば，患者の一番近くにいる看護師が，どのような方法がよいか相談できます。

患者の病状認識（STAS5）のスコアを下げるケア

　医師と看護師がAさんの話を聞き，Aさんの促しにそのまま対応したことで，Aさんの痛みが緩和しました。これはAさんの体験をありのままに理解しようとして対応したことで，Aさんが冷静さを取り戻すことができたからです。Aさんが，自身の置かれている状況を認識できる方向に変化したといえます。

　Aさんの体験から，Aさんが感じたこと，考えたことを聞き，AさんのペースでSTAS5のスコアを下げることにつながります。

　Aさんの場合，夫である家族は病状認識（STAS6）のスコアが＜1＞と低いので，①STAS5のスコアが下がると，②Aさんは夫と率直なコミュニケーション（STAS7）がとれるようになる。話をすることで，③Aさんの考え方が整理されると，④漠然とした不安は具体的な心配事として，相談が可能になるので，⑤パニックに陥ることはなくなるでしょう（図5-1）。

> 　医師の方針，およびケアスタッフへの指導・助言は口頭だけではなく，書面に残す。
> 　当診療所では医師・看護師・ケアマネジャー・医療ソーシャルワーカー（MSW）も同じカルテを共有しているため，医師の方針・指示は，緊急往診時の記録としてカルテに"P"として記載する。組織が異なる場合には，診療情報提供書・医師の指示書・居宅療養管理指導書に記載する。

☑**ケア方針**
1. これまでの治療経過の中でのAさんの疑問点を解決していく。
2. 疼痛コントロールにより，可能であるはずの生活行動がとれるように支援する。
   前医の処方に加え心身の緊張緩和を目的にセルシン®錠を追加処方する。

☑**ケアスタッフへの指導・助言**
＊具体的な日常生活の相談を通して，身体状況にあった生活行動をとれるようにする。
1. 食事姿勢・排泄行動・入浴方法等の基本的な生活行動を早急にアセスメント。
2. 車椅子を選定し，移乗動作が家族とできれば，キッチンに移動し調理は可能。
3. 転倒などの衝撃に注意すれば日常生活に制限はないので，外出の希望があれば早急に計画を立てる。

5　結果の評価　提供したケアの結果を評価する ────── 第5段階

1) 患者自身の評価を大切にする

　　Aさんは話を聞いているうちにAさんから"楽になりました"という言葉が聞かれたように，まずは患者自身の評価を大切にしましょう。

2) 生活の視点で評価する

　　Aさんは，激しい痛みで診察をすることもできませんでしたが，緩和した後には診察することができました。少し手伝うだけでベッド柵に捉まり上半身は自力で側臥位をとることができるようになっていました。姿勢を自ら変えられるまでに痛みは緩和したと評価できるでしょう。

3) 痛みは何によって緩和したのかは患者が教えてくれる

　　Aさんは緊急往診でモルヒネ2.5 mgの皮下注射で疼痛緩和が得られました。それまでのAさんの疼痛コントロールは1日にオキシコンチン錠80 mg（モルヒネ内服換算120 mg），レスキューの1回量はオキノーム散5 mg 2包でしたので，この時のAさんにとってモルヒネ注2.5 mg（モルヒネ内服換算5 mg）はとても少ない量です。

　　レスキューの1回使用量の目安は，ベースの6分の1ですので，オキシコンチン錠80 mg（モルヒネ内服換算で120 mg）を服用しているAさんのレスキューはモルヒネ内服換算で20 mg，モルヒネの注射で10 mgになります。にもかかわらずAさんの痛みが緩和したのは，同時に使用したセルシン注の効果があったからでしょうか？　それともAさんが話しているうちに冷静さを取り戻したから痛みが緩和したのでしょうか？　色々と考えられることはあります。その答えは患者さんが出してくれるのを待つしかないのですが，一つ一つをケアチームでディスカッションして，一緒に関わるスタッフが患者の置かれている状況を共有することに意味があります。

評価も患者の話で行うということです。Aさんの場合も，痛みが何によって緩和したのかをAさんが教えてくれました。翌日の訪問看護で車椅子に移乗した際に"足は動かないけど，座れることがわかってよかった。無理しなければ痛くはない"と話されたのです。Aさんは自身の＜状況を認識して可能な範囲での動き方であれば痛みはない＞ということを教えてくれたのです。その後Aさんがパニックになることは一度もありませんでした。

このような手順を丁寧に踏めば，提供した医療・ケアの成果を，患者にとっての意味を基軸にして，ケアチームあるいはスタッフが評価できます。この評価が次のステップのケアの出発点になります。Sデータを基軸としてこのサイクルを繰り返していけば，患者の抱える問題・気がかりは解決されていくことになります。

6章

スコアリング集

―4つの症例から―

本章ではさらに実際の場面で具体的にみていきましょう。

症例1：身動きができず3日間，水も飲めずにいた患者Bさん

症例2：残された時間が短い状況で退院した一人暮らしの患者Cさん

症例3：高齢者施設で暮らす患者Dさん

症例4：痛みのスコアリングができない患者Eさん

本章では，症例をみながら一緒にスコアリングをしてみましょう。以下，大切なことですのでもう一度思い出してみてください。

STASはスコアリングをするスタッフの評価（他者評価）であることを忘れてはいけません。そのために大切なことがスコアリング（評価）の根拠を明確にすることです。スコアをいくつにするのかではなく，「なぜなのか」ということです。

スコアリングの根拠は患者の語った言葉に基づくこと，スコアリングの視点は生活に支障をきたしているかどうかです。

記録はSOAP形式を採用し，STASと連動させています。本章では具体的に，Sデータ（患者の話）からSTASのスコアリングをして，専門的な視点による診察所見であるOデータを確認し，スコアの高い項目の因果関係からアセスメント（A）しています。アセスメントに基づいたプラン（P）は，方針とケアスタッフへの指示としました。

実践の現場では，プラン（方針と指示）に基づいてケアを提供し，患者が語った言葉からスコアリングをしてアセスメントします。プラン修正の必要があるときにはチームミーティングを行います。この時のスコアリングは，チームミーティングでの話し合いをもとに行います。

再掲になりますが，これらをまとめると以下になります。

1．スコアリングの根拠を明確にする
2．スコアリングの根拠は，患者が語った言葉（ナラティブ）に基づく
3．生活に支障をきたしているかどうかの視点でスコアリングする
4．記録はSOAP[21]形式を採用し，STASと連動させる（STAS-SOAPモデル）
5．スコアリングは，チームカンファレンスでの話し合いをもとに行う

以下の症例を読み進め，実際のスコアリングを体感していただけることを期待しています。

症例1　身動きができず3日間，水も飲めずにいた患者Bさん

80代男性。2年前に浸潤性膀胱・尿道がんの診断で，骨盤内リンパ節転移・両側水腎症を認め無治療で経過。長女と二人暮らし。1か月前より下肢の浮腫と腹部・胸部・腰部の痛みが出現。長女は介護職であり自宅で看られると考えていたが，3日前から歩けなくなり服薬もしなくなり，対応が困難になり診療の依頼を受ける。

症例1　身動きができず3日間，水も飲めずにいた患者Bさん　　89

Bさんの処方（前医の処方）

オキシコンチン®錠5 mg　2錠/12時間おき，オキノーム®散2.5 mg/痛い時，1回1包
ユリーフ®錠4 mg　2錠，ハイペン®錠200 mg　2錠/朝・夕食後
ラシックス®錠40 mg　1錠，ルプラック®錠4 mg　1錠，デカドロン®錠0.5 mg　1錠/朝食後

Bさんの訪問時の状況

部屋に敷かれた布団に左側臥位で，左上肢が身体の下に入ってしまっていた

Ns　今の姿勢は辛くはないですか？　身体の下になっている手を抜きましょうか？
（ゆっくり身体を持ち上げて左上肢を身体の下から抜く）

Bさん　助かった〜。この姿勢のままで3日間いたから　　　　　　　　　　STAS11▶▶

Dr　ほかに辛いところはありますか？

Bさん　水も飲めない　　　　　　　　　　　　　　　　　　　　　　　　　STAS2▶▶

長女　吸い飲みで飲ませようとしてもむせちゃって。飲めないって言って　　STAS11▶▶

Bさん　流し込まれたらおぼれちゃうよ，殺す気か！　　　　　　　　　　　STAS3▶▶

Dr　口の中が乾燥していると舌が動きづらいのでむせやすくなります

Ns　（口腔ケア）舌と唇が動けば，ストローが使えます。飲んでみましょうか

Bさん　飲めた〜　　　　　　　　　　　　　　　　　　　　　　　　　　　STAS11▶▶

Bさん　ここ（左大転子部）が痛い，ずっと動けないでいたから　STAS1▶▶　STAS2▶▶

Bさん　足に力が入らなくて寝返りができない　　　　　　　　　　　　　　STAS2▶▶

長女　痛いからじゃないの？　昨日から痛み止めの薬を飲んでいません　　　STAS4▶▶

Bさん　痛み止めを飲んだって歩けるようになるわけじゃない　　　　　　　STAS5▶▶

Bさん　勝手に動かすからだ，痛いんだよ，乱暴なんだよ　　　STAS3▶▶　STAS7▶▶

Ns　もし痛みで困る時は坐薬にしましょうか？　坐薬は使えますか？

Bさん　お願いします　　　　　　　　　　　　　　　　　　　　　　　　　STAS9▶▶

玄関での長女の話

長女　痛みさえなければ介護はできると思っていた　　　　　　　　　　　　STAS6▶▶
私がやってあげようとしても"痛い"としか言わないし，何もできなかった…　STAS7▶▶

6章　スコアリング集—4つの症例から—

Sデータ　Bさんの語った言葉(ナラティブ)からSデータを整理する

―― 第1段階

評価項目	スコア	コメント；スコアリングの根拠	根拠を裏づける患者と家族の話
STAS1	3	長時間の同一姿勢による痛み。	S) ここ(左大転子部)が痛い。ずっと動けないでいたから。
STAS2	3	全身状態(運動機能・口腔機能)の低下。	S) 足に力が入らなくて寝返りができない。水も飲めない。
STAS3	3	痛みや水が飲めないことを長女に理解してもらえない不安と怒り。	S) 流し込まれたらおぼれちゃうよ。殺す気か！ 勝手に動かすから痛いんだ，乱暴なんだよ。
STAS4	3	薬が飲めずに痛みが増強する長女の不安。	長女：痛いからじゃないの？ 昨日から痛み止めの薬を飲んでいません。
STAS5	1	回復困難な状況であると理解している。	S) 痛み止めを飲んだって歩けるようになる訳じゃない。
STAS6	3	病状の進行によって生じる変化を予測できていなかった(臨死期の認識がない)。	長女；痛みさえなければ介護はできると思っていた。
STAS7	3	率直ではあるが互いに傷つけ合っていた。	S) 勝手に動かすからだ，痛いんだよ，乱暴なんだよ。 長女；私がやってあげようとしても"痛い"としか言わないし，何もできなかった…
STAS8	0	他職種の連携はなし。	
STAS9	0	情報提供には満足している。	S) お願いします。
STAS10	0	ケアチーム内でのミーティングが早急に必要な問題はない。	
STAS11	3	臨死期のケアの不足。	S) 助かった〜。この姿勢のままで3日間いたから。(水が)飲めた〜。 長女；吸い飲みで飲ませようとしてもむせちゃって，飲めないって言って。
STAS12	7	情報がなく評価はできない。	
STAS13	3	動けなくなってから3日間が経過している。	
STAS14	7	情報がなく評価はできない。	
STAS15	0	不安を感じているケアスタッフはいない。	
STAS16	0	助言・指導が必要なスタッフはいない。	

2 Oデータ BさんのSデータを裏づけるOデータを確認する 第2段階

1) 専門的な視点による診察所見──専門職の視点で客観的な事実を記録する

Sデータ	Oデータ
STAS1：ここ（左大転子部）が痛い，ずっと動けないでいたから	・高度るいそうに加えて，全身の筋緊張状態 ・麻痺はない。陰嚢・陰茎・両下肢の浮腫は高度 ・布団に左側臥位で，左上肢が身体の下に入ってしまっていたために，少しの体動もできない状態 ・左大転子部に5cm径の表皮剥離 ・CT所見；膀胱から左側骨盤腔内に腫瘤。両側水腎症
STAS2：脚に力が入らなくて寝返りができない	
STAS3：勝手に動かすから痛いんだ，乱暴なんだよ	
STAS5：痛み止めを飲んだって歩けるようになるわけじゃない	
STAS11：助かった～。この姿勢のままで3日間いたから	
STAS3：流し込まれたらおぼれちゃうよ。殺す気か！	口腔内を数滴の水で潤すと，口唇と舌が動きやすくなり，頚部を前屈位に保持すると，むせもなく水が飲める
STAS11：（水が）飲めた～	

2) 家族の話を大切なOデータとして記録する

・家族（長女）の話；	
STAS4	昨日から痛み止めの薬を飲んでいません
STAS6	痛みさえなければ介護はできると思っていた
STAS7	私がやってあげようとしても"痛い"としか言わないし，何もできなかった…
STAS11	吸い飲みで飲ませようとしてもむせちゃって，飲めないって言って

3 アセスメント Bさんのスコアの高い項目に注目して，アセスメント（A）する 第3段階

1) スコアの高い項目の因果関係からアセスメント

原因		結果	
STAS2 STAS13	全身状態（運動機能・口腔機能）の低下 動けなくなってから3日間が経過	STAS1	長時間の同一姿勢による痛み
STAS4	薬が飲めずに痛みが増強することへの長女の不安	STAS3 STAS13	長女に理解してもらえない不安と怒り 動けなくなってから3日間が経過
STAS6	長女は病状の進行によって生じる変化を予測できていなかった	STAS7	率直ではあるが互いに傷つけ合っていた

STAS11	臨死期におけるケアが早急に必要

2）身体的な問題をOデータからアセスメント

- 腎後性腎不全進行はあるが，腎不全進行による新たな症状はない
- 骨盤内転移はあるが，痛みはるいそう（悪液質）が大きく影響している
- 浮腫は下肢に顕著なことより，骨盤内転移によるリンパ浮腫が主体と考える

3）患者の全体像を丸ごと捉えて言語化

- ❖ Bさんの痛み（STAS1▶▶3）の原因は骨盤内転移によるものよりも，全身状態（運動機能・口腔機能）の低下（STAS2▶▶3）と動けなくなってから3日間が経過していた（STAS13▶▶3）ことが影響していると考えられる。
- ❖ 長女は，薬が飲めずに痛みが増強するという不安（STAS4▶▶3）から，無理にBさんに水を飲ませようとしていた。そのためBさんは痛みや水が飲めないことを長女に理解してもらえない不安（STAS3▶▶3）と恐怖から，長女に対して怒りをぶつけていた。
- ❖ 長女は介護職でもあり痛みさえなければ介護ができると考えていて，適切なケアが提供されず3日間が経過してしまった（STAS13▶▶3）。長女は病状の進行によって生じる変化を予測できず臨死期であると認識していなかった（STAS6▶▶3）ために，Bさんと長女のコミュニケーションは率直ではあるが互いに傷つけ合っていた（STAS7▶▶3）。
- ❖ 臨死期におけるケアが早急に必要な状況にある（STAS11▶▶3）。

4 プラン　Bさんのプラン：患者の意向に沿って方針（P）を立てる

第4段階

☑ケア方針
1．基本的には内服中止して経過観察　痛みに対してアンペック®（モルヒネ坐剤）5 mg使用。
2．残された時間は短いことが予測されるため，苦痛を与えない確実な介護技術を提供。
3．家族ケア：長女ができるように一緒に行い，家族で介護できる喜びを感じられるようにする。

☑ケアスタッフへの指導・助言
1．経口摂取・発語を可能にするための口腔ケア。
2．水分摂取時の誤嚥予防：変化する嚥下機能を正しく評価する。
　　　　　　　　　　　　口腔機能に応じた水分摂取の方法を長女に指導。
3．痛みを誘発しない姿勢の工夫。
4．身体の触れ方に留意した，痛みを与えない清潔・排泄ケア。
5．皮膚の変化を評価した適切な褥創ケア。
6．オキシコンチン®の休薬による退縮徴候を含め，内服中止の影響を注意深く観察。
7．残された時間の短さから，無駄な時間を作らないようにする。

症例1　身動きができず3日間，水も飲めずにいた患者Bさん　　**93**

5　結果の評価　Bさんに提供したケアの結果を評価する────第5段階

　　評価はケアの対象である患者と家族が行います。そのためにはケア提供の結果を評価する際も最初のスコアリング（評価）と同様に，スコアリングの根拠を明確にすることと，スコアリングの根拠は患者が語った言葉に基づくことです。

　　スコアが高かった項目について，ケア対象者である患者と家族が語った言葉から提供したケアを評価してみましょう。

2日後のBさんと長女の話

Bさん　来てくれて助かっています	STAS3▶▶
娘がいい娘になった	STAS7▶▶
痛くて大変だった。今は大丈夫	STAS1▶▶　STAS13▶▶
水が飲めたから薬飲んで効いた	STAS2▶▶
長女　昨日は，よく話をしていました。はじめて感謝の言葉を言ってくれました	
ずっと身体をさすって1時間半かかりましたが，仰向けで寝ることができて，コップ2杯お水を飲みました	STAS6▶▶　STAS2▶▶
夜に自分から"痛み止めを飲みたい"と言って，オキシコンチンとオキノーム散を1ヶずつ飲みました	STAS4▶▶
はじめて，私の名前を呼んでくれました	STAS7▶▶

ふりかえって

　　Bさんは，がんの進行に伴い全身状態が低下して自分では姿勢を変えることもできずにいました。長女が「痛み止めの薬を飲んでくれません」「痛みさえなければ介護はできると思っていた」と話されていたように，がんの患者さんは痛みばかりが問題にされがちです。しかし死が間近になって一番問題になるのは，自分でできていたことができなくなることです。そこに至るまでの過程で患者と家族のコミュニケーションがとれている場合には大きな問題にはなりませんが，Bさんの場合には長女が「私がやってあげようとしても"痛い"としか言わないし，何もできなかった」と何をどのように手伝ったらよいのかがわからない状況でした。急速な全身状態の低下はがんの終末期の特徴です。動けなくなってしまった患者さんに家族がどうすることもできずに入院するケースも少なくないでしょう。このような状況で困っている患者さんと家族に対して適切なケアが提供できれば入院することなく在宅療養を継続することができます。

　　長女に"殺す気か！"と怒っていたBさんが"娘がいい娘になった"と変化したこと，"はじめて感謝の言葉を言ってくれました"という長女の話がありました。がん終末期の患者と家族の関係は，死別後の家族の生き方にも大きく影響します。

　　Bさんと長女の関係がよい方向に変化したのは，痛みに対するアンペック坐剤の効果でしょうか？　いえ，そうではありません。オキシコンチン錠とオキノーム散による疼痛コントロールからアンペック坐剤に変更したのは，嚥下力が問題になっていたからで

6章　スコアリング集─4つの症例から─

す。薬を飲ませなければいけないという長女のストレス緩和が一番の目的です。在宅療養中の場合には薬の投与経路を変更するタイミングが遅れないようにすることは大切です。水は薬を飲むためだけではありませんので，痛みは坐剤で対応することにしましたが，嚥下機能の低下に対してはケアが必要です。患者さんの口腔機能に応じたケアが提供できれば，息をひきとる間際まで水を飲むことができます[22]。

　また口腔ケアによって発語が可能になります。Bさんは"水が飲めたから薬を飲んで効いた"と嬉しそうに話されました。Bさんの感謝の言葉はBさんとの死別後も長女にとって大きな生きる力となることでしょう。死別後の家族の悲嘆ケアは緩和ケアの中で重要とされていますが，私たち緩和ケアチームが関わる機会は少なく微力です。しかし患者さんと家族の関係がよい方向に変化するように患者さんが生きている時に必要なケアを提供して，死別後の悲嘆を大きくしないことはできるでしょう。

症例2　残された時間が短い状況で退院した一人暮らしの患者Cさん

　60歳代女性。一人暮らし。半年前から下痢が続き検査入院し，S字状結腸癌の診断。手術の適応はなく緩和ケア病棟に2か月入院していた。

Cさんの処方（退院時処方）

ラックビー®微粒N2g　1日2回，朝夕食後

Cさんの訪問時の状況

ベッドから起き上がることなく診察。長女が同席

Cさん	下痢でみんな出ちゃう。入院中に薬でぐっすり眠っちゃったら，パジャマも上から下まで便だらけで看護師さんが何人もで，大変だった	
	このまま便にまみれて死ぬのかと思った	STAS3▶▶
	この下痢は何とかならないのかしら？	STAS2▶▶
Dr	便の水分量を調節する薬を飲んでみましょうか？	
Cさん	うれしい！　飲みます	STAS9▶▶
	お風呂にも入りたいし，自分で，お料理も作りたい	STAS14▶▶
	買い物はヘルパーさんに頼めるかしら？	STAS8▶▶
	痛みはありませんが，あと2か月くらいは生きられますか？	STAS1▶▶　STAS5▶▶
Dr	あと2か月かどうかはわかりません。痛みは今なければ今後も大丈夫です	
Cさん	2か月も入院していて，どんどん具合が悪くなっちゃって	STAS13▶▶
	家に帰ってきたら，もう少し生きていたいかな…	STAS14▶▶
	でも，娘には迷惑をかけたくないんです	STAS3▶▶

| 長女 | 迷惑じゃないって，何度も言っているじゃない | STAS7▶▶ |

| Cさん | あなたにはできないわよ，大変なのよ | |

| Dr | 入院前に一人で生活していた時とは状況が違うので，今後どうするかも含めて，最初の一週間は娘さんとも一緒に相談していきましょうか | |

| Cさん | いろいろ聞けてよかった。今までは誰に相談してよいかわからなかった | STAS9▶▶ |
| | できるだけ一人で頑張りたいので，お願いします | STAS10▶▶ |

玄関の外で

| 長女 | 仕事を休むと，すぐ死んじゃうと母に思わせちゃうし… | STAS4▶▶ |

| Dr | かなり状況は厳しい，短い週単位で考えていた方がいいでしょう | |

| 長女 | 今月もたないと言われて退院しました | |
| | 自分でやりたいと言っていますが，できる状態ではないですよね | STAS6▶▶ |

| Dr | やってみたいと思っていることは相談していきましょう | |

| 長女 | 傍にいた方がいいと思うのですけど，"大丈夫だから帰れ"と言われます | |
| | どうしたらよいのか… | STAS7▶▶ |

| Dr | 具体的な生活の相談をしていく中で一緒に考えていきましょう | |

memo

6章　スコアリング集―4つの症例から―

1 Sデータ　Cさんの語った言葉（ナラティブ）からSデータを整理する

第1段階

評価項目	スコア	コメント：スコアリングの根拠	根拠を裏づける患者と家族の話
STAS1	0	痛みはない。	S）痛みはありません。
STAS2	2	下痢。	S）この下痢は何とかならないのかしら？
STAS3	2	下痢便の対処が自分でできなくなった時に長女に迷惑をかける気がかり。	S）便にまみれて死ぬのかと思った。娘には迷惑をかけたくないんです。
STAS4	3	母親にどのように対応しらたよいかわからない不安。	長女；仕事を休むと母に，すぐ死んじゃうと思わせちゃう…
STAS5	0	残された時間が短いと認識している。	S）あと2か月くらいは生きられますか？
STAS6	1	病状の認識はあり，余命が短いことを現実のこととして考えている。	長女；今月もたないと言われて退院しました 自分でやりたいと言っていますが，できる状態ではないですよね。
STAS7	3	長女は"死"に直面している事実に基づいた話ができずに困っている。	長女；迷惑じゃないって何度も言っているじゃない。 （玄関の外で）長女；傍にいた方がいいと思うのですけど，"大丈夫だから帰れ"と言われます。どうしたらよいのか…
STAS8	2	介護スタッフとの連携。	S）買い物はヘルパーさんに頼めるかしら？
STAS9	0	相談できることに安堵している。	S）いろいろ聞けてよかった。今までは誰に相談してよいかわからなかった。
STAS10	2	至急，取り組まなければならない問題がいくつかある。	S）できるだけ一人で頑張りたいので，お願いします。
STAS11	2	患者も長女もいくつかの問題を抱えていて，明日から必要な支援がある。	S）お風呂にも入りたいし，自分で，お料理も作りたい。 長女；自分でやりたいと言っていますが，できる状態ではないですよね。
STAS12	0	経済的な問題はなし。	
STAS13	2	自宅での生活のペースを整えるために必要な時間が足りない。	S）2か月も入院していて，どんどん具合が悪くなっちゃって。
STAS14	0	現実の辛さを受け止めつつ，これからの自宅での生活に希望をもっている。	S）家に帰ってきたら，もう少し生きていたいかな… お風呂にも入りたいし，自分で，お料理も作りたい。
STAS15	0	不安を抱えているスタッフはいない。	
STAS16	0	問題なし。	

2 Oデータ CさんのSデータを裏づけるOデータを確認する 第2段階

1）専門的な視点による診察所見――専門職の視点で客観的な事実を記録する

Sデータ	Oデータ	
STAS2；下痢でみんな出ちゃう	・血液検査	アルブミン値1.7 mg/dL　血色素量6.0 mg/dL　CA125 360
	・身体診察	るいそう・全身浮腫顕著，左胸部打診で濁音　腹部膨満　腸蠕動の顕著な亢進
	・超音波所見 ・CT所見	超音波検査で左胸水を確認 左側胸水，肝臓に巨大腫瘤，直腸左側に腫瘤

2）家族の話を大切なOデータとして記録する

・家族(長女)の話；	
STAS4	仕事を休むと，すぐ死んじゃうと母に思わせちゃうし…
STAS6	今月もたないと言われて退院しました 自分でやりたいと言っていますが，できる状態ではないですよね
STAS7	傍にいた方がいいと思うのですけど，"大丈夫だから帰れ"と言われます。どうしたらよいのか…

3 アセスメント Cさんのスコアの高い項目に注目して，アセスメント(A)する 第3段階

1）スコアの高い項目の因果関係からアセスメント

	原　因		結　果
STAS4	母親にどのように対応しらたよいかわからない長女の不安	STAS7	長女は"死"に直面している事実に基づいた話を母親とできずに困っている
STAS7	長女は"死"に直面している事実に基づいた話を母親とできずに困っている	STAS4	母親にどのように対応しらたよいかわからない不安

STAS11	患者も長女もいくつかの問題を抱えていて，明日から必要な支援がある

　患者も家族も病状の認識はあります。しかし"死"に直面している現実を受け入れてはいても，なかなか患者と家族が"死"を前提にした話をすることは難しいものです。互いに何を考えているのか知りたいと思いながらも，率直なコミュニケーションがとれません。

　特に家族だけが具体的な予後予測を医師から伝えられている場合に，STAS7(患者と

家族の率直なコミュニケーション)のスコアが高いことがあります。

　Cさんの場合も長女だけが,「今月,もたない」と医師から伝えられていたために,"仕事を休むと,すぐに死んじゃうと母に思わせちゃうし…"と,事実を共有して母親と話し合うことができずに困っています。

2) 身体的な問題をOデータからアセスメント

- 原因疾患の進行に伴う下痢症状
- がんの悪液質による低蛋白血症のための浮腫
- がん腫の骨盤内進展による下半身のリンパ浮腫
- 今後はさらに貧血と胸水の貯留による労作時呼吸困難などの急速な病状の変化が予測される

3) 患者の全体像を丸ごと捉えて言語化

❖ Cさんは緩和ケア病棟に2か月間入院している間に病状が進行し,自宅での生活のペースを整えるための時間がない状況(STAS13▶▶2)で退院している。痛みはなく(STAS1▶▶0),下痢症状(STAS2▶▶2)で困っている。入院中に下痢便の対処の大変さを経験したこともあり,自分でできなくなった時に,長女に迷惑をかけることが大きな気がかり(STAS3▶▶2)となっている。

❖ 残された時間が短いことは認識していて(STAS5▶▶0),現実の辛さを受け止めつつ,これからの自宅での生活に希望をもっている(STAS14▶▶0)。そのため介護スタッフと連携し(STAS8▶▶2),明日から必要な支援を提供するために(STAS11▶▶2),至急にチームミーティングが必要である(STAS10▶▶2)。

❖ 長女は余命が短いことを現実のこととして考えてはいる(STAS6▶▶0)が,母親にどのように対応したらよいかわからない不安(STAS4▶▶3)を抱えていて,Cさんの心情にも気遣い,"死"に直面している事実に基づいた率直な話ができず(STAS7▶▶3)に困っている。

4　プラン　Cさんのプラン:患者の意向に沿って方針(P)を立てる

第4段階

☑ケア方針
1. 介護の相談を通してCさんと長女が率直な話ができるようにする。
2. 自宅で,どのように生活していくか,現実的な問題を早急に解決する。
3. 下痢症状の緩和:ポリフル®処方。

☑ケアスタッフへの指導・助言
1. Cさんと長女の話をよく聞き,互いの気持ちを率直に話せるように支援。
2. 下痢症状による生活行動の不自由さを解消する工夫。
3. 介護職と連携し,その日に必要なことは当日対応で支援を提供。

症例2 残された時間が短い状況で退院した一人暮らしの患者Cさん　　99

5 結果の評価　Cさんに提供したケアの結果を評価する──第5段階

Cさんの話

何が必要かを考えて，それが実現していくのが嬉しいし，安心できる　　　STAS14▶▶

色々と工夫してうまくできた時って嬉しい　　　STAS14▶▶

娘はやせた私の身体をみて状況がわかったみたい　　　STAS7▶▶

こんな状況だってわかってよかったと思っている　　　STAS7▶▶

お風呂の椅子はちょうどよかった　　　STAS8▶▶

こんなに早くすべて準備できてとても嬉しい，感激で涙が出ちゃう　　　STAS8▶▶

一緒に作ろうと思ったけど起きていられなくて，でも私の味で作ってくれて，美味しかったぁ　　　STAS14▶▶

夜にトイレに行くのが1回になった。今までは便が飛び散るような出方だったのが，お腹にあるうちから，優しく包まれるような感じで出てくる（ポリフルの効果）　　　STAS2▶▶

長女から（Cさんへの最後の話）

お母さん，頑張ったね，ありがとう。ずっと一緒にいて楽しかったね。育ててくれてありがとう。帰ってきてよかったね　　　STAS4▶▶　　STAS7▶▶

ふりかえって

　Cさんは，自分でできることはしたいと話されましたが，長女が話されていた通り，自分でできる状況ではありませんでした。しかし，できると思っているCさんに「無理ですよ」，とは言えません。また，「できるようになってからにしましょう」と事実とは異なる話をするわけにもいきません。Cさんは一人で生活したいので相談に乗ってほしいと希望されました。そこで「介護の相談を通してCさんと長女が率直な話ができるようにする」という方針を立てました。日々に変化する状況の中で，下痢に対してオムツの工夫をしたり，Cさんが希望されたトイレの手すりやお風呂の椅子は翌日には準備できました。その評価としてCさんは"何が必要かを考えて，それが実現していくのが嬉しいし，安心できる""色々と工夫してうまくできた時って嬉しい"と具合は悪くなるばかりにもかかわらず現実を受け入れていきました。またケアスタッフが介護職と連携し，必要なことは当日対応した結果，翌日からヘルパーにCさんが料理をするのを手伝ってもらいました。実際には料理を作るどころか座ってもいられませんでした。Cさんにヘルパーが食べたい物，作り方を聞いて，Cさんは自分で作るのと同じようにヘルパーが作った料理を食べました。

　実はCさんの話によると長女は料理が下手で，とてもおいしいとは言えないということでしたが，ヘルパーと長女が一緒に作ったお料理は"おいしい，今度は何を作ってもらおうかしら"という言葉がCさんから聞かれました。Cさんが自分にはできないけど，自分

6章　スコアリング集─4つの症例から─

で作る料理と同じ味で食べられる喜びを感じられたことでしょう。長女からCさんへの最後の話は息をひきとる間際であり，長女の話にCさんはうなづき涙を流されました。

症例3　高齢者施設で暮らす患者Dさん

70歳代男性。統合失調症の診断で3年前に医療保護入院。その後，介護施設に入居中。血尿があり腎がんと診断されたが治療の適応はなく，Dさんも最期まで施設入所を継続したいと希望され，施設職員からの依頼で訪問診療を開始し3か月が経過した。

Dさんの処方

リスペリドン®内用液 1mg
アドナ®錠 30 mg

Dさんの訪問時の状況

訪問すると必ず座って診察を受けていたDさんが起き上がろうともせずに，臥床したままでの診察。施設の看護師とヘルパーが同席

Dさん	食べられないのはどうして？	STAS2▶▶
Dr	（診察）胃が圧迫されているせいかもしれない	
Dさん	しょうがないか，ずいぶん痩せちゃって骨だらけになっちゃった	STAS5▶▶　STAS14▶▶
Ns	ラコールは？	
ヘルパー	今は，お水ばっかりです	
Dさん	…お水の方がいい	STAS2▶▶
Dr	お水の方がいいのですね。無理しなくていいですよ	
Dさん	食べなくていいですね，聞いてみてよかったぁ	STAS3▶▶
Dr	Dさんも頑張っているし，皆さん，よくやってくれていますね	
Dさん	心配してくれています。みんなでワイワイって…。今はまだ息苦しくないけど，呼吸が止まる時は苦しいのかな	STAS3▶▶
Dr	自然の経過で呼吸が止まるので苦しくはなりませんよ	
Ns	血圧を測ったり，脈をとったりしちゃいました	
Dr	血圧を測ったり，脈をとったりはしなくていいです	
Ns	測らなくていいと言われていたのに，伝わっていなくて…すみません	STAS8▶▶

玄関での施設の看護師との話

| Ns | 声を掛けても返事がない，眠っているのか，意識がないのかわからないことが多くて。"聞こえ |

症例3 高齢者施設で暮らす患者Dさん　**101**

ていたけど返事ができなかった"と言っていました

「声を掛けても返事がない時は，眠っているのか，意識がないのかわからない」と思うと緊張し

ちゃうって　　　　　　　　　　　　　　　　　　　　　　　　**STAS10▶▶　STAS15▶▶**

- Dr　血圧を測ったり，脈をとったりはしなくていいです
- Ns　測らなくていいと言われていたのに，伝わっていなくて…すみません　**STAS8▶▶　STAS16▶▶**
- Dr　血圧を測ったりするのはDさんにとっては，あまり心地のよいものではないでしょう

1　Sデータ　Dさんの語った言葉（ナラティブ）からSデータを整理する

第1段階

評価項目	スコア	コメント；スコアリングの根拠	根拠を裏づける患者の話
STAS1	0	痛みはない。	
STAS2	1	食べられなくなっているが，食べたい物がなくなっている。	S）食べられないのは，どうして？　お水の方がいい。
STAS3	2	死が近づいていることを意識し，症状の変化を気にしている。	S）今はまだ息苦しくないけど，呼吸が止まる時は苦しいのかな。
STAS4	8	家族はいないため，評価できない。	
STAS5	0	病気は"治らない""具合は悪くなっていく"と認識している。	S）しょうがないか，ずいぶん痩せちゃって骨だらけになっちゃった。
STAS6	8	家族はいないため，評価できない。	
STAS7	8	家族はいないため，評価できない。	
STAS8	3	施設のスタッフ間の情報の遅れはある。	
STAS9	0	医師に相談ができている。	S）食べなくていいですね，聞いてみてよかったぁ。
STAS10	2	スタッフの不安を解決するためのプランが必要。	
STAS11	2	日々変化している状況に合わせたケアの提供が必要である。	
STAS12	0	生活保護であり経済的な問題はない。	
STAS13	0	問題なし。	
STAS14	1	現実を仕方のないこととして受け止めている。	S）しょうがないか，ずいぶん痩せちゃって骨だらけになっちゃった。
STAS15	3	ヘルパーも看護師も不安が強く緊張している。看護師は自身の不安からバイタルサインを確認したりするなどの不適切な対応がDさんに死を意識させた。	S）心配してくれています。みんなでワイワイって…。今はまだ息苦しくないけど，呼吸が止まる時は苦しいのかな。
STAS16	3	何人かの看護師に，早急に指導・助言が必要。	

6章　スコアリング集―4つの症例から―

2 Oデータ　DさんのSデータを裏づけるOデータを確認する　第2段階

1）専門的な視点による診察所見——専門職の視点で客観的な事実を記録する

Sデータ	Oデータ	
食べなくていいですね	・身体診察	腹部は心窩部〜左季肋部〜背部の膨隆および高度な浮腫がある。同部に一致して手拳大の腫瘤を触知する
	・CT所見	左腎摘出部位付近を中心に，背部から腹壁前面にわたるほぼ左腹腔全体を占める巨大腫瘤がある

2）家族の話を大切なOデータとして記録する

> 一人暮らしで，関わる家族はいなかった。

3 アセスメント　Dさんのスコアの高い項目に注目して，アセスメント（A）する　第3段階

1）スコアの高い項目の因果関係からアセスメント

原　因		結　果	
STAS8 STAS16	施設スタッフ間の情報の遅れ スタッフへの助言と指導の遅れ	STAS15	ヘルパーも看護師も不安が強く緊張している
STAS15	ヘルパーも看護師も不安が強く緊張している 看護師は自身の不安からバイタルサインを確認したりするなどの不適切な対応がある	STAS3	死が近づいていることを意識し，症状の変化を気にしている

STAS11	日々，変化している状況に対応したケアが必要

2）身体的な問題をOデータからアセスメント

- 病状の進行に伴う全身状態の低下は顕著であるが，局所の身体的な問題はない
- 嚥下力の低下に対する援助技術が問題になりつつある

3）患者の全体像を丸ごと捉えて言語化

- ❖ Dさんは腹部の腫瘤は増大し心窩部～左季肋部～背部の腫脹が顕著であるが，"治らない""具合は悪くなっていく"と病状を認識している(STAS5▶▶0)。痛みによる辛さはなく(STAS1▶▶0)，食べたいも物がなくなってきているが，それを何とかしてほしいということはない(STAS2▶▶1)。
- ❖ スタッフ間の情報の遅れ(STAS8▶▶3)と看護師への指導・助言の遅れ(STAS16▶▶3)により，ヘルパーも看護師も不安が強く緊張している(STAS15▶▶3)。看護師が自身の不安からバイタルサインを確認することが，Dさんに死が近づいた時の症状を気にする(STAS3▶▶2)結果を招いている。しかし医師の「胃が圧迫されているせいかもしれない」という説明に"しょうがないか，ずいぶん痩せちゃって骨だらけになっちゃった"と，現実を仕方のないこととして受け止めていて死の恐怖や深刻さの表現はない(STAS14▶▶1)。
- ❖ 家族はいないため，家族に関する評価はできない(STAS4▶▶8)（STAS6▶▶8）（STAS7▶▶8）。
- ❖ 今後は嚥下機能が低下した際の対応等のいくつかの問題解決の計画(STAS10▶▶2)と日々変化している状況に対応したケアの提供が必要である(STAS11▶▶2)。

4 プラン　Dさんのプラン：患者の意向に沿って方針(P)を立てる

第4段階

☑ **ケア方針**
1. 看護師の抱えている不安を早急に解決し，Dさんの不安や焦燥感を増強させない。
2. Dさんが身体的にも精神的にも落ち着いているのは適切なケアが提供されているからであることを介護スタッフに伝え，自分たちのケアに自信がもてるようにする。

☑ **看護師への指導・助言**
1. 訪室時に呼吸が止まっている状態で気づくことは，あり得ることであるとヘルパーにも伝えていく。
2. これまでのDさんとの話を思い出し，Dさんにとって心地よいと感じるケアを提供する。
3. ヘルパーにその時のDさんに必要な援助技術の指導を通して，不安に感じている具体的な内容を知り，個々のヘルパーが抱えている不安に対応していく。
4. 薬の投与経路の変更が必要ないか，服薬に問題はないか。

104 6章 スコアリング集—4つの症例から—

5 結果の評価 Dさんに提供したケアの結果を評価する── 第5段階

看護師とヘルパーの話

看護師 医師に状況を報告しなければ，という意識が強かった，何かしなければいけないと思ってしまっていた

Dさんにとって今，何がよいのかが考えられると，気持ちが落ち着いてきた

STAS15▶▶　STAS16▶▶

"ありがとう，もういいよ" と言ってくれた　　　　　　　　　　　　　STAS9▶▶

ヘルパー ここがDさんの家で，私たちが家族なのだと思ったら，自分たちが後悔したくないと思った

何かあったら診療所に電話をすればいい，と思ったら気持ちが楽になった

コップでお水が飲めなくなった時にも，どうすればいいかがわかって，できたら，気持ちが軽くなった

ふりかえって

　　Dさんは施設に入所していましたので施設の看護師とヘルパーがケアスタッフでした。Dさんは辛い症状はなく病状を受け止めていて落ち着いていました。スコアが高かったのはケア提供者であるスタッフ間の情報の遅れ（STAS8）とスタッフの不安（STAS15）でした。特にスタッフの不安は患者に影響を及ぼしていました。看護師はバイタルサインを測定しますが，血圧を測ったり脈をみたりすることは，死が間近の患者にとって何を意味するでしょうか？　呼吸をしているかどうかを確認した看護師にDさんが "生きているよ" と言ったそうです。"名前を呼ばれているのはわかっていたけど返事ができなかったら，大騒ぎになっちゃった" とも話されていました。返事をしないと意識がないと思われてしまいます。

　　看護師がDさんの状況を正しく理解して，Dさんにとって今，何がよいのかを考えられるようになり落ち着いた対応に変わるとDさんの身体的な変化を気にしなくなりました。

　　看護師がバイタルサインを測定して患者の状態を医師に報告することは大切です。しかしSTASはSOAPと連動して使うことを思い出してください。バイタルサインは "O" です。いきなり "O" ではなく患者の言葉である "S" から始まり，"S" に基づく "O" を医師に報告しましょう。特に緩和ケアでは，これが基本です。

症例4 痛みのスコアリングができない患者Eさん **105**

症例4　痛みのスコアリングができない患者Eさん

　70歳男性。食道がんで化学放射線治療を受け，2年後に再発し化学療法を継続していた。パクリタキセルは神経毒性のため使えなくなり，1か月前から姑息的に TS-1 を服用していたが，頚部リンパ節転移が増大していること，全身状態低下がみられることから抗がん剤治療の継続が困難と判断され，緩和ケアを勧められた。妻と二人暮らしで，通院以外の外出はしていない。

Eさんの処方（前医での処方）

フェントス®テープ4 mg　1枚　1日1枚，オキノーム®散5 mg　痛い時1回3包
ロキソニン®錠60 mg　3錠，ムコスタ®錠100 mg　3錠，マグミット®錠330 mg　3錠　1日3回毎食後
リリカ®カプセル150 mg　2C　1日2回　朝夕食後

Eさんの訪問時の状況

リビングで診察。妻が同席。

Eさん	放射線治療をしたけど，がんは完治しないのですね
	これ（頚部リンパ節腫脹）はがんですか？　手術でとれますか？　　　　　　　　STAS14▶▶
Dr	がんの浸潤によるものです。手術をしてとる意味は全くないですし，とろうとしてもとりきれないです
Eさん	パクリタキセルの副作用で手足のしびれもあるけど，　　　　　　　　　　　　STAS2▶▶
	くびの痛みが強い　　　　　　　　　　　　　　　　　　　　　　　　　　　　STAS1▶▶
Dr	今はどうですか
Eさん	何となく痛い感じがするような…　　　　　　　　　　　　　　　　　　　　　STAS1▶▶
	弱い抗がん剤をやるというのは，どうなのでしょうかね　　　　　　　　　　　STAS14▶▶
Dr	今のEさんの状態と今までの治療経過を考えると積極的には勧められません
Eさん	…　　　　　　　　　　　　　　　　　　　　　　　　　　　　　　　　　　　STAS14▶▶
	今のところは痛みが我慢できないほどではないです　　　STAS1▶▶　STAS13▶▶
	これ（オキノーム散）は，何回飲んでもいいのですよね
Dr	どのように服用していますか？
Eさん	痛くなる前に飲んでいるから…　2時間おきに飲んでみようかな　　　　　　　STAS3▶▶
Dr	どうして "2時間おきに" ですか？
Eさん	昼間は3時間おきに飲んでいるけど，夜は面倒だから飲んでいない
	昼間のうちに2時間おきに飲んだら，どうかなと　　　　　　　　　　　　　　STAS1▶▶
Dr	寝る前に服用してもよいですが，オキノーム散は本来，痛い時に服用する薬です。フェントステープについては，どのように説明を聞いていますか

6章　スコアリング集―4つの症例から―

Eさん	これ(フェントステープ)は，何だかわからないんだよね	STAS8▶▶	STAS9▶▶
Dr	どれくらいの期間でフェントステープは4mgになりましたか		
Eさん	これ(オキノーム散)を飲んでいると痛みが出ないような気がする	STAS3▶▶	
Eさん	TS1は飲んだ方がいいですか？		
Dr	ですから，抗がん剤は…		
Eさん	（眠そうになる）	STAS9▶▶	STAS14▶▶

玄関の外で

妻	話をしていると痛みがないみたいですね	
	ときどき，話が通じないというか，理解力が低下しているみたいです	STAS4▶▶
Dr	これまで治る方向で頑張ってきて，そうではない方向に考え方を変えるのは大変なことです	
妻	そうですね，もう治療はないと言われているのに，まだ手術や抗がん剤のことを聞いていましたね	
Dr	気がかりを一人で考えているよりは，話していた方が考えは整理されます	
妻	そうですね，何を言っているのか意味がわからないことが増えています	
	仕方がないですよね。これから，もっと，そうなりますよね	STAS6▶▶
	話が通じるまでに時間がかかりますがよく話を聞くようにしています	STAS7▶▶

memo

症例4　痛みのスコアリングができない患者Eさん　**107**

① 　Sデータ　　Eさんの語った言葉（ナラティブ）からSデータを整理する

――― 第1段階

評価項目	スコア	コメント；スコアリングの根拠	根拠を裏づける患者と家族の話
STAS1	7	痛みに対する予期不安で鎮痛剤を使用している痛みがどの程度，生活行動に支障をきたしているのか評価ができない。	S）頚の痛みが強い。何となく痛いような感じがするような…
STAS2	1	手足のしびれがあるが，困っている状況は表現されていない。	S）手足のしびれもあるけど，痛みが強い。
STAS3	2	がんの進行や痛みに対する不安が強い。	S）（オキノーム散を）痛くなる前に飲んでいるから…
STAS4	1	変化を気にはしているが冷静な対応で落ち着いている。	妻；時々，話が通じないというか，理解力が低下しているみたいです。
STAS5	1	治らないことは理解している。	S）がんは完治しないのですね。
STAS6	0	予後について十分に認識している。	妻；仕方がないですよね。これから，もっと，そうなりますよね。
STAS7	0	率直なコミュニケーションがとれていて互いに満足している。	玄関の外で妻；話が通じるまでに時間がかかりますがよく聞くようにしています。
STAS8	1	調剤薬局との連携が必要。	これ（フェントステープ）は，何だかわからないんだよね。
STAS9	2	医師から期待した返答が得られない時は思考が止まってしまう。抗がん剤の知識はあるが，緩和の薬は名前も覚えていなく話が噛み合わない。	S）TS1は飲んだ方がいいですか？（医師；ですから，抗がん剤は…）Eさん；（眠そうになる）
STAS10	1	Eさんの痛みをどうとらえるかチームで共有する必要がある。	
STAS11	2	Eさんが現実に向き合えるためのケアが必要。	
STAS12	0	経済的な問題はなし。	
STAS13	2	治す方向の治療への期待があり，今必要な緩和ケアの相談が遅れている。	S）今のところは痛みが我慢できないほどではないです。
STAS14	2	治す方向の治療がないことを受け入れられず，現実的な対応ができない。	S）手術でとれますか？弱い抗がん剤をやるというのは，どうなのでしょうかね。TS1は飲んだ方がいいですか？（抗がん剤治療は勧めないという医師の説明に）"…"（反応しない）
STAS15	0	不安を抱えているスタッフはいない。	
STAS16	0	問題なし。	

6章　スコアリング集―4つの症例から―

2　Oデータ　EさんのSデータを裏づけるOデータを確認する　第2段階

1) 専門的な視点による診察所見——専門職の視点で客観的な事実を記録する

Sデータ	Oデータ	
STAS1：くびの痛みが強い	・身体診察	左頚部小児手拳大のリンパ節転移があり，一部皮膚浸潤がある。嗄声，左上肢の浮腫
	・CT所見	左頚部に甲状腺上極から甲状腺下極の高さに至る塊状影が前頚部皮膚に一部浸潤。左肺尖部では気管後壁に回り込む形で頚椎に接している。左腕神経叢への浸潤，左鎖骨上窩リンパ節転移

2) 家族の話を大切なOデータとして記録する

・家族(妻)の話；

STAS4；ときどき，話が通じないというか，理解力が低下しているみたいです
STAS6；仕方がないですよね。これから，もっと，そうなりますよね
STAS7；話が通じるまでに時間がかかりますが，よく話を聞くようにしています

3　アセスメント　Eさんのスコアの高い項目に注目して，アセスメント(A)する　第3段階

1) スコアの高い項目の因果関係からアセスメント

原　因		結　果	
STAS3	がんの進行や痛みに対する不安が強い	STAS14	治す方向の治療がないことを受け入れられない
STAS14	治す方向の治療がないことを受け入れられない	STAS9	医師から期待した返答が得られない時は思考が止まってしまう(都合の悪い話は聞きたくない)
STAS9	医師から期待した返答が得られない時は思考が止まってしまう(都合の悪い話は聞きたくない)	STAS13	今必要な緩和ケアの相談が遅れている
STAS13	今必要な緩和ケアの相談が遅れている	STAS3 STAS14	がんの進行や痛みに対する不安が強い 治す方向の治療がないことを受け入れられない

STAS11	Eさんが現実に向き合えるためのケアが必要

2) 身体的な問題をOデータからアセスメント

- 腫瘍の増大があり，全身状態からも抗がん剤治療は継続できない状態
- 左腕の痛みは，左鎖骨上窩リンパ節転移による腕神経叢浸潤による神経障害性疼痛
- 嗄声は左反回神経麻痺によるもので，嚥下機能の障害による誤嚥が起こる可能性が高い

3) 患者の全体像を丸ごと捉えて言語化

- ❖ Eさんはがんの進行や痛みに対する不安が強く（STAS3▶▶2），痛みが強くなる予期不安から鎮痛剤を予防的に使っている。そのため，実際に痛みがどの程度，生活行動に支障をきたしているのか評価ができない（STAS1▶▶7）。また病気が治らないことは理解している（STAS5▶▶1）が，治す方向の治療がないことを受け入れられず非現実な期待をしている（STAS14▶▶2）。
- ❖ そのため医師からEさんが期待した返答が得られない時は思考が止まってしまい（STAS9▶▶2），今必要な緩和ケアの相談が遅れている（STAS13▶▶2）。
- ❖ 妻は病状の変化を気にしてはいるが冷静な対応で落ち着いていて（STAS4▶▶1）十分に予後を理解している（STAS6▶▶0）ためEさんと率直なコミュニケーションがとれている（STAS7▶▶0）。
- ❖ フェントステープの減量やオキノーム散の服用量の変更があり，調剤薬局との連携は必要である（STAS8▶▶1）が，まずはEさんの痛みをどうとらえるかチームで共有し（STAS10▶▶1），Eさんが現実に向き合えるためのケアを提供していく（STAS11▶▶2）。

4 プラン Eさんのプラン：患者の意向に沿って方針(P)を立てる

第4段階

☑ケア方針
1. Eさんのペースで話を聞き，冷静な病状認識がもてるようにする。
2. オキノーム®散で痛みが出ないようにしたいというEさんの意向を尊重する。

☑ケアスタッフへの指導・助言
1. フェントス®テープは減量していくので，オキノーム®散の服用状況に留意する。
2. ADLが低下した際も，妻が対応できる方法を指導し遅れないようにする。
3. 服薬困難になった際には投与経路の変更が必要なため，嚥下機能の低下に留意する。

110　6章　スコアリング集―4つの症例から―

5　結果の評価　Eさんに提供したケアの結果を評価する―――　第5段階

2週間後に，夜もリビングに布団を敷き，寝ることになる

妻　介護用のベッドは嫌だって言うので，介護保険は申請しないことにしました

Eさん　頑張らないことにしたから，楽な方がいいものね　　　　　　　STAS14▶▶0

（4週間後にフェントステープは0mgに減量）

Eさん　痛みは大丈夫だね　　　　　　　　　　　　　　　　　　　　STAS3▶▶0

昨日の夜も薬は飲まないで朝まで，ぐっすり眠れたから　　　　STAS1▶▶1

（オキノーム散の服用回数は変化がなく1回4包1日4〜5回の服用が続き，死亡5日前に内服が困難となりアンペック坐剤10mgに変更　1日2回の使用で経過した）

Eさん　坐剤はいいね，早く効くよ。痛みは嫌だよね　　　STAS9▶▶0　STAS13▶▶0

ふりかえって

　　Eさんの痛みは生活の視点で評価ができませんでした。レスキューのオキノーム散は本来は痛みがあるときに服用します。しかしEさんは"痛くなる前に飲んでいる""昼間は3時間おきに飲んでいるけど夜は面倒だから飲んでいない"と話されています。Eさんの話からは，痛みが生活に支障をきたしているのかがわかりませんので，スコアは＜7＞からスタートしています。そこでスコアが高い項目がEさんの痛みにどのように影響を与えているのかを考えました。

　スコアが高かった項目はSTAS3・STAS9・STAS13・STAS14で，それぞれが複雑に絡み合っています。STAS9のスコアが高い場合には特に医療スタッフ側が患者の認識や理解を尊重して関わることです。そこで方針はEさんのペースで話を聞き，冷静な病状認識がもてるようにすることとしました。Eさんが効果がないというフェントステープは少しずつ減量しオキノーム散の服用も可能な限り自由にしました。それができたのは家族である妻の病状認識（STAS6）と不安（STAS4），Eさんとのコミュニケーション（STAS7）のスコアが低かったからです。Eさんの認識を大切にしてEさんが信頼する妻がケアチームの一員となることでケアの質は保証されました。

　もしも，EさんのSTAS1（痛みのコントロール）のスコアリングをすることにばかりエネルギーを注いでいたら，どのような経過になっていたでしょうか。Eさんも痛みにとらわれて"耐えがたい痛み"になっていたかもしれません。抗がん剤治療を諦めることができず，不安が強かったので，STAS14（スピリチュアル）のスコアが高くなり，"せん妄"になっていたかもしれません。

7章

緩和ケアチームにおける
STASの活用

患者・家族と話をすること，ケアチームがスタッフ間で話し合い，状況を共有することの大切さについて，繰り返し説明してきました。

緩和ケアの現場から「話を聞く時間がない」「カンファレンスで話し合う時間がない」と，聞こえてきそうですが，考えてみてください。

必要な治療を"時間がない"という理由でしない？　——そんなことは医療の現場では許されることではありません。

今，何が患者・家族にとって大切なのかを考え直し，必要なことは行い，そして自分たちの提供した治療・ケアを評価しましょう。

本章では，ケアの質を評価するクリニカル・オーディットとしてのSTASの活用方法とチーム全体のケアの質の評価をどのように行うかを解説しています。

緩和ケアにおいては，残念なことにケアの質の評価があまりなされていません。

ケアの質の評価とは，ケアを提供した結果の患者・家族の状況です。遺族評価で質的研究の報告はありますが，患者自身の評価についてはありません。それは緩和ケアの対象である患者はすべて死亡するからです。評価はQOLの改善の視点からなされるのですが，ケアを受ける患者自身の主観に基づく報告を重視したPRO（Patient Reported Outcome）という方法は，全身状態が低下した患者にとっては負担となるだけではなく，正確な評価もできなくなります。その意味では患者が緩和ケアを受けるすべての期間を通して継続して使うことはできませんので，がん終末期の緩和ケアの質を評価するツールとしては問題があります。

STASはこのような問題を解決できますので，がん終末期緩和ケアの評価尺度としては優れていると考えます。患者の話を基に評価するSTASは，他者評価とはいえPROに限りなく近い評価が可能だといえます。

STASの役割の一つがクリニカル・オーディットですので，活用するための実際をみていきましょう。

Q1 クリニカル・オーディットは，STASの大事な役割とのことですが，具体的にはどのように行うのでしょうか。

▷スコアの経時的経過観察，グラフ化，総合的解析などにより評価する

STAS-Jのスコアリングマニュアルでは，それぞれの項目のスコアを合算して評価することは認められていません。STASの評価がスコアリング（数値化）であることをクリニカル・オーディットとして活用するには，個々の患者の一つの項目について，スコアの経時的な経過を見て，ケア提供の成果を評価するという方法があります。さらに，関連のある項目のスコアをそれぞれ経時的にグラフ化して比較することで，それぞれの項目がどのように関わっているのかを具体的に理解することができます。

図7-1は診療開始時の痛みのコントロール中のグラフです。STAS1（痛みのコントロール）のスコアが＜3＞〜＜1＞と安定しないことがわかります。関連がありそうな項目をみてみると，STAS5（患者の病状認識）のスコアが＜7＞，STAS3（患者の不安）のスコアが＜2＞のままで経過していることがグラフから見えてきます。病状の理解が患者と共有されず，不安が解決されていないことがわかります。痛みのコントロールに必要なケアをチームミーティングで確認できます。

図7-2は，その後の経過を示したものです。情報不足のためにスコアリングができなかったSTAS5のスコアは，12月7日の時点で＜3＞です。STAS3（患者の不安）のスコアは＜2＞から＜3＞に上昇しています。しかし，その後，STAS5（患者の病状認識）のスコアが下がると次にSTAS3（患者の不安）のスコアが下がり，STAS1（痛みのコントロール）のスコアが安定してくることがわかります。デスカンファレンスなどでスコアの経時的な経過をこのように視覚的に示すなどして活用できれば，提供したケアの振り返りをする際にSTASの項目の相互の関連の理解がいっそう進みます。

また，関わるチーム全体のケアの質の評価を数量的・統計的に解析することが可能で

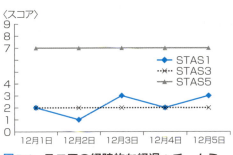

図7-1 スコアの経時的な経過；チームミーティングの資料（12月5日）

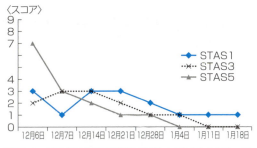

図7-2 スコアの経時的な経過；デスカンファランスの資料（1月18日）

す。つまり個々の患者のケアの質を評価するだけでなく，ケアチームの総合的なケアの質の評価が可能だということです。

Q2ではSTAS1について，筆者のチームの疼痛緩和に対する医療・ケア提供の成果が，どの程度上がっているかを実際のデータをもとに見ることにします。

Q2 チーム全体のケアの質の評価は，STASをどのように活用していますか？

在宅緩和ケアを提供した最近の100名のがん終末期患者について見てみます。
STAS1（痛みのコントロール）とSTAS2（痛み以外の症状コントロール）の死亡前日のスコアリングを見ると，症状コントロールについてチーム全体のケアの質を評価することができます（図7-3，7-4）。

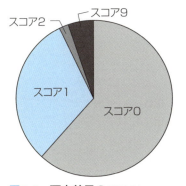

図7-3 死亡前日のSTAS1

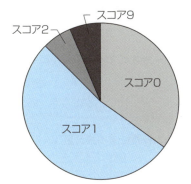

図7-4 死亡前日のSTAS2

Q3 STAS1とSTAS2のスコアが＜1＞以下ということは薬を増量していないということですか？

図7-5は亡くなる前の7日間に痛みに対して使用した医療用麻薬の量です。

使用した麻薬はモルヒネの経口量に換算して数値化しました（換算値は表7-1）。このグラフの1本1本の線が，一人一人の患者です。

ほとんどの患者の折れ線は直線状であり，死亡前7日間の麻薬使用量は大きな変化はありません。これはSTAS1（痛みのコントロール）のスコアがほとんど＜1＞以下であることと一致します。

しかし1名の患者の使用量に変動があることに気づきます。

そこで，痛みに対して医療用麻薬を使用した患者の死亡前日のSTAS3とSTAS5と

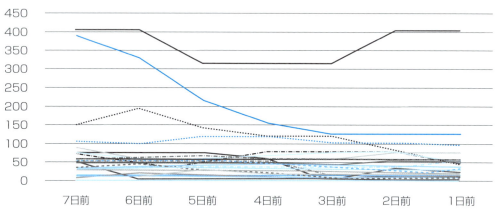

図7-5　1日の医療用麻薬の使用量（最近の在宅死100名 2016年1月5日現在）

表7-1　強オピオイドのモルヒネ換算表

剤形による換算比	経口剤	坐剤	注射剤
	2	1.5	1
麻薬の種類による換算量	モルヒネ	オキシコドン	フェルタニル
	30 mg	20 mg	1 mg

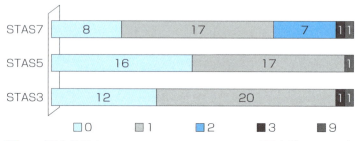

図7-6　死亡前日のSTAS3/STAS5/STAS7のスコア（死亡前7日間に痛みのために医療用麻薬を使用した患者34名）

STAS7について見てみました（図7-6）。
　するとSTAS3とSTAS7のスコアが＜3＞の患者が1名で，図7-5で麻薬使用量に変動があった患者と一致していました。
　このように一人一人に使用した薬剤の使用量，総体としての使用量の変動を見ることが，提供したケアの質の評価を裏づける一つの資料になると考えています。また，関わった患者全体のスコアを見ることで，ケアチームとして提供したケアの全体評価ができ，スコアが高い理由やスコアが下がった理由について，ケアチーム全体で検証することがケアチームのスキルアップにつながります。

Q4　死亡前日にスコアリングができるということは，コミュニケーションがとれているということですか？

　コミュニケーションがとれるので，スコアリングができるのです。コミュニケーションがとれないということは，患者があらゆる要求ができないだけではなく，ケア側にとって都合のよい評価になってしまいます。
　症状緩和の評価（スコアリング）が，患者が体験していることの意味を無視したスタッフ側の一方的な評価にならないためにも，患者のコミュニケーション力が保たれていることは重要です。
　図7-7は，死亡前7日間に痛みのために医療用麻薬を使用した34名のコミュニケーション力がいつまで保たれていたかをグラフにしました。34名のうち33名（97％）が前日までコミュニケーション力が保たれていたことがわかります。前日にスコアリングできなかった患者は1名（3％）だったということです。
　最後までコミュニケーション力が保たれていることが意味することを次のように考えています。第一には，症状緩和によって精神的・心理的に落ち着いていること，第二には過量な向精神薬、医療用麻薬の投与あるいはセデーションによって患者の意識レベルが低下していないことです。
　STASは他者評価ですが，スコアリングの根拠は"患者の話"ですので，コミュニケーションがとれなければスコアリングはできません。
　患者のコミュニケーション力が保たれていることそのものがケアの質の高さともいえ

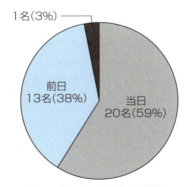

図7-7　コミュニケーション力の維持（N=34）

るでしょう。STASを使いこなすための努力は，ケアの質の向上をもたらします。

Q5 緩和ケアの質を評価するために，STASの他に何か方法はありますか？

緩和ケアの質を評価することはQOLを評価することにほかなりません。

がん終末期の患者は，患者がどんなに努力をしても，ケアチームが最善のケアを提供しても，確実に病状の進行に伴って身体機能面においては全身の筋力低下に伴い自立した生活行動が困難になり，社会活動面では社会への参加が制限されたり，家庭内の役割が果たせなくなるなど，普通に考える健康の概念からすると状態が悪くなることが避けられません。

QOLのツールとして広く用いられているSF-36[23]，EuroQL[24]などはいわゆる健康関連QOLです。これらのツールは終末期のがん患者のQOLが低下する結果しか得られません。質問の枠組みが規定されているので，個人の価値観や特性が十分に反映されないので，終末期緩和ケアの評価尺度としては適当ではありません。

SEIQoL[10],[11]は患者が評価項目を自由に選択できますが，半構造化面接の技法を用いるので患者の価値観を制限してしまいます。またケアを客観的に評価するのでケア提供者とは別の評価者が必要です。そのため緩和ケアの実践よりも研究に適しているといえます。

QOLを患者の満足度と置き換えて考えることができれば，その包括的な評価法としてはVASが有力な手法ですが，全身状態が低下した患者への問いかけは患者に負担を強いることになります。

また，ケアの質の評価の尺度としてPOS（palliative care outcome scale）があります。POSはSTASの開発者であるHigginsonのグループが開発したものです[9]。

患者用・家族用・スタッフ用があり，それぞれの立場の人たちがどう受け止めているかが把握できます。優れたツールですが，半構造化面接あるいは患者が質問用紙に記載するので，他のツールと同じような問題を抱えています。

ここで確認しておきたいことは，ツールそのものに優位性の違いはそれほど大きいというわけではなく，その優位性を引き出すためにはコミュニケーションスキルの向上が必要不可欠である，ということです。

筆者は，いずれの方法をとるにしても，スタッフのコミュニケーションスキルの向上により，STASを使えるようにするためにPOSを併用するという方法は十分に可能と考えています。

緩和ケアが成立する基盤は患者・家族とケアチームのコミュニケーション（会話）にあり，患者が自身の意思を伝え，自分で決めることが可能であればケアに対する患者の満足度は高くなるでしょう。患者のコミュニケーションのあり方はケアの質の包括的な評価になります。

8章

明日からの実践に生かすために

本章では，STASを実践で活用するために，一人でも始められる
ことを具体的に説明しています。できることから，コツコツと，
まずは実践してみてください。
患者の心の声が聞こえた，その時にその場に，とどまることさえ
できれば，患者は話を聞いているあなたに気づき，話し続けるこ
とでしょう。

STAS は優れたツールですが，これを活用しさえすれば緩和ケアの質が上がるというわけではありません。優れたツールであるためには使いこなせなければなりません。

STAS を使いこなすためには，いくつかの条件・スキルの向上が必要です。そのどれ一つをとっても決して難解ではないのですが，それなりのトレーニングと時間が必要です。

緩和ケアは，患者の思いや患者の感じ方が基本となるものです。実践に生かすためにはまず，SOAP の S データが重要であり，患者の話を聞くことを心がけることです。

ケア提供者が自身の傾向に気づき，価値観や思いを患者のものと区別できると，患者の話が聞こえてきます。

ケア提供者側が，自分発信の思考から患者発信の思考に変わることができた時に，STAS のスコアリングが難なくできるようになるでしょう。

① スコアリングを習慣づけることから始めましょう

まずは緩和ケアの基本に立ち返り，「患者は何を言っているのだろう」と興味と関心をもって話を聞き，SOAP の S データを患者の言葉で，しっかり（逐語）記録しましょう。これは一人でも，すぐに実践可能です。

スコアリングをするときには，その根拠を常にしっかりと言語化すること，根拠は患者の話（ナラティブ）による S データに基づいていることを繰り返し意識しましょう。何となくとか，そう思ったから，という曖昧な表現はしないことから心がけてみましょう。

スコアリングは，患者・家族の状況の変化に気づいた時に，気づいたスタッフが行います。ケアチームのスケジュールに合わせて行うものではありません。チームミーティングでは，今現在のスコアリングをスタッフ同士で確認し合います。スコアリングの根拠をもとにディスカッションできるとよいです。

② 症状コントロールは "薬物治療だけではない" と思うこと

現在，行われている緩和ケアについて，とても心配していることがあります。それは，緩和ケアがほかの医療と同じように身体症状あるいは精神症状の一つ一つに注目して，それぞれの症状に対して薬物療法が行われていることです。

現在の一般医療は，臓器別に進化して徹底した分業化が行われています。疾患の治癒を目指すという視点からは，合理的です。しかしその一方で，"人間としての患者" の存在が忘れられているという側面が大きな問題になってきています。

緩和ケアが，一般医療の臓器別に相当するのと同じように，症状ごとにそれぞれの症状だけを別々にみるという要素的な対策がとられることになると，がん終末期の患者の "そのひと" としての在り方に大きな影響を与えることになります。**緩和ケアが一般医療と決定的に異なる点は，"トータルペインを受けとめ，全人的ケアの視点で医療・ケアを提供すること" だということを，是非思い起こしてほしいのです。**

患者・家族の背景が患者の身体症状に影響を及ぼしている場合には，薬物治療だけでは患者が満足する症状緩和は得られません。

その結果，"耐えがたい苦痛" と称されて，終末期緩和セデーションとならないためにも，STASの各項目が相互にどのように関わっているか，という点に関心をもちましょう。

症例1のBさん（p.88）の痛みは自分では動けなくなって3日間同じ姿勢でいたことによるものでした。長女は痛くて動けないのは，薬を飲まないから…と，薬を飲ませることしか考えられなくなっていました。このようなケースでは，痛みの直接の原因について，わかりやすく説明し，家族にできる介護技術を指導します[22]。

③ 患者を "主語" にしたミーティングを心がけましょう

ミーティングなどスタッフ同士で，患者の話をする時に「○○さんは，＊＊＊と言っています」と，話の主語を患者にするように意識をすると，ケア提供者の思いを横に置いて患者が何を言っていたのかを考える思考が身につきます。通常のミーティングはスタッフの関心事や，困っていることで，その主語はスタッフ自身になることが多いのではないでしょうか。また「○○さんは，いつも起きていて座って話しをしてくれるのですが，今日は寝たままでした」と患者を主語に話すと，事実が明らかになり客観的な事実を共有して，ミーティングが進行します。

主語が患者なのか，自分なのかを明確にすることです。

「○○さんが苦しがっていました」は，患者が主語のように聞こえますが，実は正しくは「私には，○○さんが苦しがっているように見えました」です。"苦しがっている" という表現は，客観的な表現ですが，見る側の思いや価値観が関与しているので，Oデータとしては不十分です。"苦しがっている" ように見えた事実をありのままに表現するとOデータになります。この時にチームリーダーはスタッフが気づけるように「○○さんは，どのように言っていましたか？」と促しましょう。チームリーダーの指摘によって，スタッフは「○○さんは，動いた後に息苦しくなると言っていました」と言い直すことにより，事実が伝わります。また，「○○さんは，トイレから戻ると努力呼吸で，呼吸が整い会話ができるまでに10分かかりました」と，専門的な視点で観察したことを言語化できるとOデータになります。このようなディスカッションがミーティングでは必要です。

患者の話す言葉をスタッフが翻訳せずに，患者が話したままを伝えるように常に心がけましょう。このような表現が定着すれば，直接に患者と関わったスタッフの情報から，ほかのスタッフも臨場感をもって患者の状況を共有できるミーティングになります。

④ 自律支援を基本に考えましょう

訪問看護師から「○○さんに，HOT（在宅酸素療法）導入をしてはどうでしょうか？」と聞かれることがあります。その時にも「○○さんは，何と言っていますか？」と確認します。訪問看護師は「○○さんは，SpO_2が88％です。酸素吸入で楽になると思いますが…」さらに「○○さんは，何と言っていますか？」と同じ促しを繰り返します。看護

師は「労作時呼吸困難なので，動いた後だけでも酸素吸入をすると楽になると思います」と，看護師の思いばかりで，なかなか○○さんのSデータが聞こえてこないことがあります。「○○さんと酸素吸入の話はしましたか？」と聞くと看護師は「まだ決まっていないので酸素の話はしていません」…皆さんも経験のある会話ではないでしょうか？

緩和ケアは酸素療法に限らず，その治療・ケアによって患者が楽になるかどうかが大切です。酸素療法も医師の指示ではなく，患者が酸素療法について正しく理解し，使ってみて楽になるという実感がなければ意味がありません。「○○さんは病院で酸素吸入はしていましたが，かえって息がしづらいと話されていましたよ，家の中で持ち歩くのも大変だから酸素吸入は要らないと話されていました」と看護師に伝えました。患者のSデータがないままでは，ケア方針を決めることはできません。

もちろん患者の病態から酸素療法によって呼吸困難が緩和されるかどうかの医療的な判断は必要ですが，看護師が患者の話をよく聞き，患者にとって必要な情報提供をしたうえで，患者自身が選択できるためのアプローチをしましょう。

スタッフから患者のSデータが多く聞かれることで，互いの信頼度が高くなるだけではなく，スタッフがそれまで以上に患者の言葉，表情，仕草に注意を向けるようになるでしょう。

⑤ 多職種連携ではSTAS-Oを意識しましょう

特に在宅緩和ケアにおいては，医師・看護師・歯科医師・薬剤師・理学療法士などの医療スタッフに加えて，介護支援専門員（ケアマネジャー）・介護福祉士・福祉用具相談員・社会福祉士などの介護・福祉関係の職種との連携が不可欠です。それぞれの職種がバラバラに関わっていたのでは，実践的ケアの質は低下し，時間の浪費にもつながります。チームのリーダーにはスタッフへの適切な助言・指導，多職種間の情報を共有するための連携，そしてミーティングの必要性を判断できる力量が求められます。

症例1のBさんの長女はホームヘルパーをされていたので，介護には自信をもっていました。しかし，全身状態の低下で動けなくなったBさんの身体を動かそうとしても痛がられて，結局そのままにしていました。外来通院していたBさんが急に動けなくなったことが，症状としてどういうことなのかを長女は理解できていませんでした。もし長女に対して適切な助言・指導があればBさんは3日間も辛い日々を過ごすことにはならなかったでしょう。

⑥ スコアリングができない時は，スコア＜7＞でよいのです

STAS-Jが緩和ケアの質を評価するツールとして日本に紹介され，2004年にSTAS-Jスコアリングマニュアル第1版が作成され，2005年に第2版，2007年に第3版への改訂となりました。当時は学会でもSTAS-Jを活用した報告が多く賑わっていました。しかし，その後，残念なことにSTAS-Jが活用されている報告を見かけることがなくなっています。

本書の締めくくりに，STASが今後も多くのチームが活用できるようにするために，緩

和ケアの日常のツールとしてすぐれている点を考えてみることにします。

　患者・家族の話が聞けないことにはスコアリングはできません。しかし，STAS1〜16の項目すべてをスコアリングしなければいけないことはありません。できるところからでよいのです。

　毎回のスコアリングがSTAS1（痛みのコントロール）とSTAS2（痛み以外の症状のコントロール）だけでも困りますが，「STAS1のスコアが高いのはどうしてだろうか？」と患者の話に耳を傾けると，STAS3（患者の不安）のスコアリングに結びつくSデータに気づくかもしれません。STAS3のスコアが高かったら，病気のことで悩んでいるのかな？と患者の話に耳を傾けると，STAS5（患者の病状認識）のスコアリングに結びつくSデータが聞こえてくることでしょう。

　スコアリングをしてみようとすると，スコアリングができないことがあります。これが大切です。スコアリングができない項目はケアの評価ができないということであり，ケア計画が立てられないということです。スコアリングができない項目はスコア7として，ケアの提供がされていないことにケア提供者が気づくことから緩和ケアを始めましょう。

　STASは患者の状況を把握し，緩和ケアの質を評価するツールです。スコアリングをすることが目的ではなく，質の高い緩和ケアを提供するために用いるツールです。スコアリングができない時には，“できない”状況にあることを大切にしましょう。スコアは＜7＞でよいこと，いや＜7＞にすることに意味があると考えています。スコアが＜7＞であることをケア提供者が忘れずに，“患者がよい方向に変化するように”関わり続ければよいのです。

　また，スコアがほかのスタッフと違ってもよいのです。その違いが大切で，互いにスコアリングの理由（自分の考え）を相手に伝えられることがスキルアップにつながり，患者に提供されるケアの質は高くなるはずです。

　STASはチームとしてケアの質を向上するために必要な議論をするための，共通の言語という意識が重要です。

文　献

1）STAS ワーキンググループ編集：STAS-J（STAS 日本語版）スコアリングマニュアル第3版．日本ホスピス・緩和ケア研究財団，2007〔http://plaza.umin.ac.jp/stas/〕（2016年1月閲覧）

2）Cicely Saunders：Working at St Joseph's Hospice, Hackney. First published in the Annual Report of St Vincent's Dublin. 37-39, 1962/Cicely Saunders（Introduced by David Clark）：Cicely Saunders：Selected writing 1958-2004. Oxford University Press, 2006

3）シシリー・ソンダース（小森康永・編訳）：シシリー・ソンダース初期論文集：1958-1966 トータルペイン　緩和ケアの源流を求めて．北大路書房，2017

4）Twycross RG, Wilcock A, Toller CS（武田文和・訳）：トワイクロス先生のがん患者の症状マネジメント．第2版，医学書院，2010

5）小山なつ：痛みと鎮痛の基礎知識（上）基礎編―脳は身体の警告信号をどう発信するのか．技術評論社，2010

6）IASP（International Association for the Study of Pain）：IASP Taxonomy.〔http://iasp-pain.org/Taxonomy?navItemNumber=576〕（2016年1月閲覧）

7）日本ホスピス緩和ケア協会・訳：WHO（世界保健機関）の緩和ケアの定義（2002年）〔http://www.hpcj.org/what/definition.html〕（2016年1月閲覧）

8）WHO：WHO Definition of Palliative Care.〔http://www.who.int/cancer/palliative/definition/en/〕（2016年1月閲覧）

9）Palliative care Outcome Scale.〔http://pos-pal.org/maix/〕（2016年1月閲覧）

10）秋山（大西）美紀・訳，大生定義，中島　孝・監訳：SEIQoL-DW 日本語版（暫定版）.〔http://seiqol.jp/wp-content/uploads/2014/08/SEIQoL_DW.pdf〕（2016年1月閲覧）

11）O'Boyle C, Browne J, Hickey A., McGee, H, & Joyce, C. R. B.：The Schedule for the Evaluation of Individual Quality of Life（SEIQoL）：a Direct Weighting procedure for Quality of Life Domains（SEIQoL-DW）. Administration Manual, 1993

12）特定非営利活動法人　日本緩和医療学会　緩和医療ガイドライン作成委員会・編：がん疼痛の薬物療法に関するガイドライン2014年版．金原出版，2014

13）大岩孝司，鈴木喜代子：その鎮静，ほんとうに必要ですか―がん終末期の緩和ケアを考える．中外医学社，2014

14）藤川文子，鈴木喜代子，牧野裕子，大岩孝司：在宅緩和ケアの質の評価―臨死期の麻薬使用量の変動を指標に―．第18回日本緩和医療学会学術大会，297，2013

15）藤川文子，鈴木喜代子，牧野裕子，大岩孝司：がん終末期患者の呼吸困難症状緩和．第19回日本緩和医療学会学術大会，292，2014

16）島村八重子：マイケアプランについて―最期まで本人の意思決定を支えるプロセス．Progress in Medicine 36：1339-1343，2016

17）Carr AJ, Higginson IJ：Are quality of life measures patient centred?. BMJ 322：1357-1360, 2001

18）榊原哲也：看護ケア理論における現象学的アプローチ―その概観と批判的コメント．フッサール研究6：97-109，2008

19）岡村祐聡：SOAP パーフェクト・トレーニング．診断と治療社，2010

20）大岩孝司：在宅緩和ケアの考え方．Progress in Medicine 36：1303-1308，2016

21）大岩孝司：在宅医療における鎮静．日本在宅医療学会誌18：203-208，2017

22）鈴木喜代子監修：介護スタッフのための緩和ケアマニュアル—がん患者さんとご家族が心穏やかに過ごせるように—．千葉県，2017〔http://www.pref.chiba.lg.jp/kenzu/gan/gankanwa/kanwakea-manual.html〕（2017年10月閲覧）

23）WareJE Jr, Sherbourne CD：The MOS 36-item short-form health survey（SF-36）. I. Conceptual framework and item selection. Med Care 30：473-483, 1992

24）EuroQol：What is EQ-5 D.〔http://www.euroqol.org/eq-5d/what-is-eq-5d.html〕（2016年1月閲覧）

付録　STAS-O 英語原文

STAS-O（英語原文）

(STAS10) **PLANNING**	Further need for the patient, as desired, to organize his/her affairs and special meetings. This can be scored for the team in some cases, e. g. if the patient is demented. A note should be made of this in the comments section as above.
(STAS11) **PRACTICAL AID**	Further need for practical aids at home, reflecting the difficulty for patient and family without aids.
(STAS12) **FINANCIAL**	Further need for entitled benefits, reflecting the difficulty for patient and family without benefits. Benefits/grants from voluntary organisations are also included here.
(STAS13) **WASTED TIME**	Amount of patient's time lost for tests or appointments which could have been avoided, the patient not wishing to attend.
(STAS14) **SPIRITUAL**	
(STAS15) **PROFESSIONAL** **ANXIETY**	Effect of anxiety on other professionals reflecting any difficulties this causes for patient and family.
(STAS16) **ADVISING PRO-** **FESSIONALS**	Amount and speed of advice needed for other professionals.

(STAS10)　PLANNING

Further need for the patient, as desired, to organize his/her affairs and special meetings.
This can be scored for the team in some cases, e. g. if the patient is demented. A note should be made of this in the comments section as above.

0	Completed or unnecessary.
1	1 aspect needs planning, not urgent, may be already underway.
2	1 aspect needs planning urgently/several aspects with some time available, may have been discussed.
3	Major decisions to be made, urgent. Patient has time to contribute and may have begun to think of these.
4	Major decisions outstanding, muddled, very little time or capacity to plan or make arrangements ; e. g. Deterioration or death imminent.

(STAS11)　PRACTICAL AID

Further need for practical aids at home, reflecting the difficulty for patient and family without aids.

0	None needed.
1	1 aid desirable, not urgent, patient managing present.
2	1 aid needed urgently, i. e. the next day, or a few aids needed soon, patient or family experiencing some difficulty.
3	Aids needed badly, some improvisation possible.
4	Patient incapacitated without basic aids.

（STAS12）　FINANCIAL
Further need for entitled benefits, reflecting the difficulty for patient and family without benefits.
Benefits/grants from voluntary organisations are also included here.

0	All entitled benefits received, managing.
1	1 benefit desirable, patient and family managing, matter may be in hand.
2	1 benefit required urgently/several benefits desirable, patient and family experiencing difficulties in managing.
3	Urgent need for several benefits, barely managing.
4	Not managing, entitled to many benefits, in chaos and none in hand.

（STAS13）　WASTED TIME
Amount of patient's time lost for tests or appointments which could have been avoided, the patient not wishing to attend.

0	No time lost.
1	1–3 hours lost；e. g. Trip for prescription which tired patient.
2	Half to one day wasted；e. g. Out–patient appointment.
3	One＋day wasted.
4	Two＋days wasted；e. g. Unnecessary or prolonged admission, results lost and repeated etc.

（STAS14）　SPIRITUAL

0	Content in self and world view, without feelings of guilt or punishment over illness. Any denomination or agnostic.
1	Occasional doubts or unrealistic expectations. Patient able to resolve their feelings/problems themselves.
2	Uncertain, sometimes troubled. Doubts. Patient unable to resolve their feelings/problems themselves.
3	Uncertain and guilty；e. g. Troubled, conflicts, worry.
4	Distraught with uncertainty or guilt over beliefs. In chaos as to how to remedy situation. Crisis, unable to resolve things, inability to cope, symptomatic（physical/emotional）.

（STAS15）　PROFESSIONAL ANXIETY
Effect of anxiety on other professionals reflecting any difficulties this causes for patient and family.

0	None.
1	1 professional anxious. No inappropriate action.
2	1 or more professional（s）anxious, beginning to lose objectivity.
3	Professional（s）stressed, multiple telephone calls, inappropriate action.
4	Multiple indiscriminate referrals/want patient taken over/total paralysis.

(STAS16)　ADVISING PROFESSIONALS

Amount and speed of advice needed for other professionals.

0	No further advice needed.
1	1 professional needs advising within one week.
2	1 professional needs advising in 1–2 days/2＋professionals need advising within one week.
3	Urgent/immediate advice needed for several professionals.
4	Major difficulties of patient and family not recognized by key professionals.

（以上の表は，SUPPORT TEAM ASSESSMENT SCHEDULE DEFINITIONS AND RATINGS.

http://www.kcl.ac.uk/lsm/research/divisions/cicelysaunders/attachments/Tools-STAS-Support-Team-

Assessment-Schedule.pdf　より抜粋して作成）

（（STAS10）～（STAS16）という名称は筆者が付した記述である）

おわりに

　緩和ケアはホスピスケアの歴史を引き継いでいるのですが，一般医療（緩和ケア以外の医療）と同じように20世紀以後の急速な医療の進歩に翻弄されてきたと感じています。近代ホスピスの原点ともいえるセント・クリストファーズ・ホスピス（St Christopher's Hospice）をシシリー・ソンダース（Dame Cecily Saunders：1918-2005）が設立したのは1967年で，痛みの緩和はブロンプトンカクテル[1]の定時内服が主なものでした。

　しかしソンダースは英国で安楽死を合法化する法案が1969年に上院に提出された時，長文の手紙をタイムズに投稿しました。その一節は，「私ども医師として，しかるべき医学的，および看護のケアさえ行われれば，対処できないような身体的苦痛はほとんどないということをあえて強調しておきたいと思います。治癒の望みのない病気がもたらす感情的，および霊的な苦痛には，致死量の薬ではなく，人間的な理解と共感，それにいつでも患者の声に耳を傾ける用意こそ必要だ，ということも強調しておきたいと思います」。そしてソンダースが安楽死に反対するのは，宗教的な信念に基づくものでもなく，医学的なケアが何をなし得るかという知識に基づくものである[2]という点に注目をしなければいけません。

　なぜソンダースが「対処できないような身体的苦痛はほとんどない」と言っているのに，現代の緩和ケアはがん終末期患者の少なくとも20％以上に耐えがたい苦痛に対応できず鎮静という方法をとらざるを得ないのか[3]。キリスト教という宗教的な背景の違いは大きかったとはいえ，「医学的なケアが何をなし得るかという知識に基づくものである」ということは何を意味するのか。「おわりに」の欄でこのことを突き詰めて論ずることはできませんので，結論的な記述をすることをお許しください。

　ソンダースのホスピスケアの基盤は，トータルペインです。そしてソンダースがトータルペインという概念形成のきっかけとなったのは患者自身の話でした。当時はNBM（Narrative Based Medicine）という概念はまだありませんでしたが，実質的には患者のナラティブに耳を傾け，その気がかりが多岐にわたっていることを認識したのです。多岐にわたる気がかりはそれぞれの要因に分けられることはできず，総体としての苦しみとして表現されると受け止めるに至りました。

　実際にソンダースは，"私は自分が鎮痛薬を処方するのは死にゆく人の全体のケアと管理のごく一部に過ぎないことを再び思い出すのである。ちょうど，私たち一人ひとりのすることがすべて，聖ジョゼフの仕事全体のごく一部に過ぎないのと同じように。"と述べています[4],[5]。

　まさに本書でも強調してきたNBMを基盤としてトータルペインを受け止めるという，医療的な手順をふまえていたのです。

　したがって身体的痛みはトータルペインの一つの要因に過ぎません。

　ホスピスケア（hospice care）から緩和ケア（palliative care）あるいはホスピス緩和ケア，緩和医療（palliative medicine）への名称の変遷は，単に言葉の問題ではなく医療環境と同時にケア提供のあり方の変化を表現しています。この間，ソンダースの時代に色濃く残っていた「死にゆく人に寄り添う」といった，よい意味での"古典的"なホスピスの精神が，そしてソンダースが実践していたNBMを基盤としたホスピスケアが，緩和医療という言葉に象徴されるように狭義の医療の色彩が強まっていく中で失われていきました。

　一方で，現代の緩和ケアはセント・クリストファーズ・ホスピス設立以後の50年にわたる医療の進歩を十分

に取り込めていないことが，新たな苦悩を患者にもたらしたと考えています。がん治療の進歩と選択肢の多様性，がんの進展に伴う身体症状の病態の解析と対策としての薬剤などの選択肢の増加など医療環境の大きな変化をもたらし，医療側だけでなく患者・家族も必要とされる医療情報が増大しました。

　がん治療をはじめとする医療の進歩と医療情報の氾濫の中で，緩和ケアはその概念および実践のために医療的基盤の再構築を迫られています。

　疾患の治癒が望めなくなり，生命の危機が現実となった患者に対しては，全人的にかかわることの重要さはいかなる時代においても変わりはありません。現代の患者をとりまくもろもろの環境の変化は，医療面だけではなく社会的な面も大きく，患者の対応能力をはるかに超えたものになってきています。

　緩和ケアが患者の自律(autonomy)を支援するためには，患者が抱えている様々な問題・苦痛(トータルペイン)あるいは患者が求めているものを認識することがその出発点になります。しかし一般医療が具体的で客観的に認識できる疾患を対象にするのとは異なり，緩和ケアは抽象的で主観的な精神的身体的苦痛がケアの対象であるので，一般医療の診療モデルとは異なる「緩和ケアの新たな診療モデルの構築」が不可欠です。

　一般医療は，疾患という実体のあるものを見つけること(診断)が基本です。それに対して，緩和ケアの対象は，患者の"気がかり(症状・苦しみ)"です。一般医療は，生物医学モデルを基にした教育を受けて疾患を見つけて治療するものであり，ほとんどの医師・看護師は"気がかり"を対象とするケアモデルについては十分な教育を受けてきませんでした。

　本書ではトータルペインを受け止め，全人的ケアを提供するという本来あるべき緩和ケアを実践できるように，STASとSOAPを連動したモデル(STAS-SOAPモデル)をNBMの実践ツールとして提示しました。NBM実践のプロセスとして最も大切なことは，患者本人の話をそのまま聴くことです。

　しかし，NBMは患者の話だけで展開するわけではありません。まず，患者の話をSTASの16項目で整理して患者の視点に沿った治療方針を医療者の物語として明確にします。そして，患者の物語と医療者の物語のすりあわせを行い，事実を共有します。そのうえで，患者が自身で物語の再構成をすることを支援します。

　専門性(O)を背景に，患者との会話によって(S)，患者・家族と一緒に考え(A)実践(P)を展開していくこと(NBMによるSOAP)が緩和ケアには求められます。まずは患者の話を聞く時には主観を入れないということです。SOAPの冒頭にあるSデータにケア側の主観を反映させないためには，患者の話した言葉をそのまま記録(逐語記録)します。これにより，いつでも問題の出発点に戻れることが担保されます。

　STAS活用の原点は患者の話ですから，患者を起点とした患者とケア側の会話ができればSTASとSOAPを連動した診療モデルは，患者の病状にかかわりなく有効に機能できます。患者の話／ナラティブ(「患者の物語」)には，患者の思いが込められています。その思いを聞いてもらえることが，患者にとって救いであり心穏やかな生となり幸せを感じることでしょう。

　がん患者の苦悩は限りがないのですが，患者が共通して話をすることの一つは「この気持ちの辛さをわかってほしい」「私の話をよく聞いてほしい」ということです。多くのがん患者は自らの問題を自分の言葉で表現すること，話すことを聞いてほしいと強く望んでいます。患者の話したいことをそのまま受け止め，応えるという会話ができれば，患者は呼吸が止まるその時まで話し続け，家族・ケアスタッフとの言語によるコミュニケーションが可能になります。

おわりに　129

　生きている限りその人であり続けることを支えたい，と熱い思いで緩和ケアにかかわっている医師・看護師をはじめとする多職種の一人でも多くのスタッフに，是非この本を読んでほしいと願っています。

　今回の出版に際して，編集部の柿澤美帆さん，岡部知子さんには，大変お世話になりました。的確な助言があり，内容がわかりやすく整理されました。ここに心より感謝を申し上げます。

　最後に，トータルペイン，全人的ケアなどの緩和ケアの基本的な考え方を実践に結びつけるツールとしてSTASを活用することが，読者の皆さんが考えている以上に大きな力を発揮するということを強調して，本書の締めくくりといたします。

大岩孝司，鈴木喜代子

文　献
1）中島美知子，白井幸子：ブロンプトンカクテルによる疼痛治療．現代のエスプリ 189：89-116，1983
2）シャーリー・ドゥプレイ（若林一美・訳）：シシリー・ソンダース─ホスピス運動の創始者．日本看護協会出版会，1989
3）佐藤一樹：緩和ケア病棟で提供された終末期がん医療の実態－多施設診療記録調査．遺族によるホスピス・緩和ケアの質の評価に関する研究　J-HOPE，（公財）日本ホスピス・緩和ケア研究振興財団，2010
4）シシリー・ソンダース（小森康永・編訳）：シシリー・ソンダース初期論文集：1958-1966 トータルペイン 緩和ケアの源流を求めて．北大路書房，2017
5）Cicely Saunders : Working at St Joseph's Hospice, Hackney. First published in the Annual Report of St Vincent's Dublin. 37-39, 1962/Cicely Saunders（Introduced by David Clark）: Cicely Saunders: Selected writing 1958-2004. Oxford University Press, 243, 2006

索 引

和文索引

▶あ
アイデンティティ ……………… 51
アセスメント
………… 66, 81, 91, 97, 102, 108

▶い
痛み以外の症状 ………………… 20
"痛み"による患者の辛さ …… 16
痛みの感覚 ……………………… 3
医療用麻薬 ……………………… 115

▶か
介護 ……………………………… 5, 30
介護職 …………………………… 43
家族 ……………………………… 4
家族の病状認識 ………………… 28
家族の不安 ……………………… 24
家族へのケア …………………… 28
カルテ …………………………… 78
がん患者 ………………………… 7
患者と家族の状況 ……………… 8
患者の病状認識 ………………… 26
がん終末期 ……………………… 19, 36
カンファレンス ………………… 34, 82
緩和ケア ………………………… 2
緩和ケアの核心 ………………… 51

▶き
気がかり ………………………… 6, 18, 32
記録 ……………………………… 88
緊急往診 ………………………… 77

▶く
クリニカル・
　オーディット …………… 11, 112

▶け
ケア提供者の価値観 …………… 8
ケアの質の評価 ………………… 113
ケアプラン ……………………… 36
ケアマネジャー ………………… 36, 47
計画 ……………………………… 42
経済的支援 ……………………… 45
健康保険 ………………………… 45

▶こ
高額療養費制度 ………………… 45
公的医療保険 …………………… 45
コーディネーター ……………… 70
コミュニケーションスキル …… 64
コミュニケーションのスキル … 8

▶さ
在宅緩和ケア …………………… 7
在宅療養 ………………………… 36

▶し
時間の浪費 ……………………… 46
自己決定 ………………………… 49, 51, 68
自己決定力 ……………………… 49
実質的支援 ……………………… 44
質の評価 ………………………… 112
症状コントロール ……………… 118
情報提供 ………………………… 39
情報の不足 ……………………… 60
処方 ……………… 89, 94, 100, 105
自律支援 ………………… 42, 49, 119

▶す
スコアリング …………… 10, 79, 118
スコアリングの根拠 …………… 56
スタッフの不安 ………………… 51
スピリチュアル ………………… 49

▶せ
生活の視点 ……………………… 69
セデーション …………………… 48, 115
全人的ケア ……………………… 2, 56

▶そ
葬儀 ……………………………… 32

▶た
他者評価 ………………………… 2, 88
多職種連携 ……………………… 120

▶ち
チームミーティング …………… 70, 88
チームリーダー ………… 27, 42, 70

▶て
データ …………………………… 90
デスカンファレンス …………… 12

▶と
トータルペイン ………………… 2, 7

▶な
ナラティブ …… 58, 90, 96, 101, 107

▶に
ニード …………………………… 8
日本ホスピス・
　緩和ケア研究振興財団 ……… 2

▶は
漠然とした不安 ………………… 22
パニック ………………………… 83

▶ひ

評価 ……………… 85, 93, 99, 104, 110
評価尺度 ……………………… 2, 112
病状認識 ………………………… 26, 28

▶ふ

不安 ………………………………… 22
浮腫 ………………………………… 60
不眠 ………………………………… 60
プライマリーナース ………… 12, 42
プラン …… 68, 82, 92, 98, 103, 109

▶ほ

訪問診療 …………………………… 77
ボランティア ……………………… 43

▶ま

マイケアプラン …………………… 47
マネージメントナース ………… 70

▶み

ミーティング ………………… 70, 119

▶よ

予後 ………………………………… 28
予後予測の伝え方 ……………… 34

欧文索引

▶A

ADL ………………………………… 17

▶D

decision making ………………… 51

▶I

Irene J Higginson ………………… 2

▶N

NBM（Narrative Based Medicine）
………………………………… 58
NRS（Numerical Rating Scale）…… 7

▶O

Oデータ ………… 64, 80, 91, 97, 102

▶P

patient centered care …………… 51
POS（Palliative care Outcome Scale）
………………………………… 7

POS（Problem Oriented System）
………………………………… 61
PRO（Patient Reported Outcome）
………………………………… 8

▶Q

QOL ……………………………… 116

▶S

SOAP ………………… 61, 69, 76, 88
STAS（Support Team Assessment
Schedule） ……………………… 2
STAS original …………………… 11
STAS-J（STAS日本語版）スコアリ
ングマニュアル第3版 ………… 2
STAS-O ………………………… 120
STAS1のスコアリング ………… 16
STAS2のスコアリング ………… 20
STAS3のスコアリング ………… 22
STAS4のスコアリング ………… 24
STAS5のスコアリング ………… 26

STAS6のスコアリング ………… 28
STAS7のスコアリング ………… 32
STAS8のスコアリング ………… 34
STAS9のスコアリング ………… 37
STAS10のスコアリング ………… 43
STAS11のスコアリング ………… 44
STAS12のスコアリング ………… 46
STAS13のスコアリング ………… 46
STAS14のスコアリング ………… 49
STAS15のスコアリング ………… 51
STAS16のスコアリング ………… 52
Sデータ ………… 63, 96, 101, 107

▶V

VAS（Visual Analogue Scale）…… 7

▶W

WHOの緩和ケアの定義 ………… 5

- ・ JCOPY 〈(社)出版者著作権管理機構 委託出版物〉
  本書の無断複写は著作権法上での例外を除き禁じられています.
  複写される場合は,そのつど事前に,(社)出版者著作権管理機構
  (電話 03-3513-6969,FAX03-3513-6979,e-mail：info@jcopy.or.jp)
  の許諾を得てください.

- ・ 本書を無断で複製（複写・スキャン・デジタルデータ化を含み
  ます）する行為は,著作権法上での限られた例外（「私的使用の
  ための複製」など）を除き禁じられています.大学・病院・企業
  などにおいて内部的に業務上使用する目的で上記行為を行うこと
  も,私的使用には該当せず違法です.また,私的使用のためで
  あっても,代行業者等の第三者に依頼して上記行為を行うことは
  違法です.

チーム医療に活かそう！
緩和ケア評価ツール STAS　改訂第2版
―緩和ケアの成果とケアの質を客観的に評価するために―　　　ISBN978-4-7878-2370-0

2018年6月20日　改訂第2版第1刷発行

2016年2月28日　初版第1刷発行

著　　　者	大岩孝司／鈴木喜代子
発　行　者	藤実彰一
発　行　所	株式会社　診断と治療社
	〒100-0014　東京都千代田区永田町2-14-2　山王グランドビル4階
	TEL：03-3580-2750（編集）　03-3580-2770（営業）
	FAX：03-3580-2776
	E-mail：hen@shindan.co.jp（編集）
	eigyobu@shindan.co.jp（営業）
	URL：http://www.shindan.co.jp/
印刷・製本	三報社印刷　株式会社

©Takashi OIWA, 2018. Printed in Japan.　　　　　　　　　　　　　　　［検印省略］
乱丁・落丁の場合はお取り替えいたします.